AF809711

विश्व भर के लिए एक मिसाल बने। हमारे देश में बनी वैक्सीन दुनिया के कई देशों में गई। इसके चलते दुनिया के तमाम बड़े देश भारत के प्रयास की सराहना करते रहे। कोरोना की सफल वैक्सीन ईजाद करके भारत ने सिद्ध कर दिया है कि मानव जाति की सेवा के लिए भारत सदैव प्रतिबद्ध है। इस वैक्सीन को लेकर शुरू में कुछ आशंकाएँ और संदेह भी जाहिर किए जा रहे थे। उन आशंकाओं, अफवाहों और भ्रमों को दूर करने के लिए एम्स दिल्ली के डॉयरेक्टर डॉ. रणदीप गुलेरिया ने पहले खुद ही कोरोना वैक्सीन की डोज ली थी। यह कोई सामान्य बात नहीं थी। भारत में कोरोना के खिलाफ टीकाकरण की शुरुआत की दिशा में यह एक बड़ा कदम था। कोरोना वायरस ने दुनिया के हरेक इनसान की आँखों से आँसू निकलवा दिए। पृथ्वी पर मौजूद हरेक धर्म, जाति, रंग, लिंग आदि से संबंधित मनुष्य की ईश्वर से यही प्रार्थना थी कि कोरोना वायरस की कोई वैक्सीन ईजाद हो जाए, ताकि दुनिया फिर से अपनी गति से चलने लगे। कोरोना वायरस को लेकर कहीं भी टीका ईजाद होता है तो मानव जाति के लिए राहत की बात होती, पर हरेक भारतीय आज इस बात पर गर्व कर सकता है कि भारत में एक प्रभावी कोरोना वायरस का टीका ईजाद किया गया।

दरअसल मनुष्य की जिजीविषा के सामने कोई भी महामारी टिक नहीं सकती। इसलिए ही तो मानव तमाम अवरोधों के बावजूद आगे बढ़ता रहा है। इसलिए ही कोरोना का भी नाश हुआ। दुनिया फिर से पहले की तरह अपनी गति से चलने लगी। यह तब ही संभव हुआ, जब सबने कोरोना से बचने के लिए टीका लगवा लिया। हालाँकि यह भी सच है कि कोरोना की काट वैक्सीन को लेकर देश में बहुत से खास और आम लोगों में डर का भाव दिखाई दे रहा था। वे इसे लगवाने से बच रहे थे। आप यह भी कह सकते हैं कि उनकी वैक्सीन लगवाने में कोई दिलचस्पी ही नहीं थी।

कोरोना की चपेट में आने के बाद उड़न सिक्ख मिल्खा सिंह को मोहाली के एक अस्पताल में भरती करवाया गया। वहाँ पर भरती होने के बाद मिल्खा सिंह ने कहा कि उन्होंने कोरोना की वैक्सीन को लगवाने के संबंध में सोचा ही नहीं। उड़न सिक्ख कहते रहे कि वे इसके वायरस को हरा देंगे। बहुत अच्छी बात है कि वे कोरोना के वायरस को हरा दें। पर उनका वैक्सीन न लगवाना कतई सही नहीं माना जा सकता। अफसोस कि उनकी मौत हो गई। समझ नहीं आता कि मिल्खा सिंह को उनके परिवार के सदस्यों या मित्रों ने वैक्सीन लगवाने के संबंध में क्यों नहीं कहा। अगर उन्होंने कोरोना वैक्सीन को वक्त रहते लगवा लिया होता तो वे दो-तीन दिनों

में ठीक भी हो जाते, क्योंकि वैक्सीन कोरोना वायरस के असर को काफी हद तक खत्म कर रही थी।

इसके उलट मुझे तो प्रतिदिन ही किसी-न-किसी मित्र या परिचित के फोन आते रहे कि उन्हें भी कोरोना हुआ, पर उनकी तो जान सिर्फ इसलिए बच गई, क्योंकि उन्होंने वैक्सीन लगवा रखी थी।

उत्तर प्रदेश में कोरोना वैक्सीन लगवाने के डर के कारण अपने पास आती एक मेडिकल टीम को देखकर लोगों ने सरयू जैसी विकराल नदी में छलाँग लगा दी थी। बाराबंकी की तहसील रामनगर में स्वास्थ्य विभाग की टीम ग्रामीणों को कोरोना रोधी टीका लगाने पहुँची, जिसकी भनक से ही ग्रामीण डर गए थे और छिपकर नदी के किनारे बैठने लगे। ये भी खबरें मिली थीं कि कुछ ने उफनती नदी में छलाँग तक लगा दी, ताकि उन्हें कोई टीका न लगाए।

कोरोना महामारी की दूसरी लहर के बाद ही भारत में एक हद तक वैक्सीन को लगवाने को लेकर गंभीरता भी पैदा हुई है। उससे पहले तो अधिकतर लोग इसे लगवाने से बच ही रहे थे। जब कोरोना का संक्रमण बेहद जानलेवा साबित होने लगा तो युवाओं के लिए भी वैक्सीन लगवाना बेहद जरूरी हो गया था, क्योंकि वैक्सीनेशन के बाद बीमारी की गंभीरता और उससे मौत होने का खतरा काफी कम हो रहा था। युवाओं के लिए वैक्सीन लगवाना इसलिए भी जरूरी था, क्योंकि युवा तेजी से कोरोना के नए वैरिएंट से संक्रमित हो रहे थे। वैक्सीन लगवाने से कोरोना फैलने का खतरा काफी हद तक कम हो रहा था। कई पश्चिमी देशों में भी देखा गया था कि वैक्सीनेशन के बाद लोग सामान्य जीवन की ओर बढ़ने लगे थे।

भारत में वैक्सीन को लेकर उथल-पुथल का मचना दुर्भाग्यपूर्ण था। ये हाल तब है जब सरकार, डॉक्टर, वैज्ञानिक और विशेषज्ञ लगातार इस बात को कह रहे थे कि अपनी बारी आने पर वैक्सीन जरूर लें, इससे ही कोरोना संक्रमण की बढ़ती हुई चेन को तोड़ा जा सकता है।

भारत में कोरोना के प्रभाव को कम करने के लिए देश में बने दो तरह के टीके लगाए गए। इन टीकों को कोरोना के नियंत्रण में 97.6 प्रतिशत तक कारगर माना गया था।

कोरोना से जंग लड़ने के लिए भारतीय सेना भी मोर्चे पर आ गई थी, इसलिए यह उम्मीद बँध गई थी कि कोरोना पर काबू पाने में मदद मिलेगी। कोरोना महामारी की दूसरी लहर के कहर को देखते हुए सेना ने अपने रिटायर हुए चिकित्साकर्मियों

को कोविड सुविधा सहायता केंद्रों पर तैनात करने के लिए वापस बुला लिया था। कोविड से मुकाबले के लिए तीनों सेनाओं की तैयारियों की प्रधानमंत्री नरेंद्र मोदी को जानकारी थी। कोरोना से मुकाबला करने में निश्चित रूप से सेना के हजारों डॉक्टरों, नर्सों और पैरामेडिकल स्टाफ ने शानदार काम किया था। भारतीय मेडिकल एसोसिएशन (आई.एम.ए.) के अध्यक्ष रहे प्रख्यात डॉ. विनय अग्रवाल ने कहा भी था कि सेना के कोरोना के खिलाफ लड़ने के चलते यह लड़ाई आसान हो गई थी। करीब चार दशकों से भी अधिक समय तक राजधानी के राम मनोहर लोहिया अस्पताल (आर.एम.एल.) से जुड़े रहे डॉ. राजीव सूद की अगुआई में कोरोना की पहली और दूसरी लहर में उनके अस्पताल ने हजारों कोरोना रोगियों का इलाज करके स्वस्थ कर घर भेजा था। वे खुद भी कोरोना की चपेट में आ गए थे। एक बार ठीक हुए तो फिर से लग गए थे मरीजों का इलाज करने में। उस कठिन काल में यहाँ जो कोई भी आया, उसे सेहतमंद करने के लिए आर.एम.एल. के डॉक्टरों और नर्सों ने अपनी जान लगा दी थी। कोरोना वैक्सीन की डोज देने में भी आर.एम.एल. पीछे कहाँ रहा? इधर लाखों लोगों को डोज दी गई। यह भी डॉ. सूद की निगरानी में हुआ था। वे अपने को क्रेडिट देने से बचते हैं। सिर्फ इतना कहते हैं कि आर.एम.एल. की तासीर में निस्स्वार्थ भाव से सेवा करना लिखा है। हमने जो किया, वह हमारा फर्ज था। प्रधानमंत्री नरेंद्र मोदी देश के 100 करोड़ कोरोना टीकों के लक्ष्य को हासिल करने के दौरान आर.एम.एल. पहुँचे थे। उन्होंने तब यहाँ डॉ. राजीव सूद और बाकी कोरोना वारियर्स से मुलाकात भी की थी।

एक बार तो उस डरावने दौर को याद करते ही दिल बैठने लगता है, जब कोरोना की दूसरी लहर के कारण प्रलयवाली स्थिति बन गई थी। तब कोरोना के रोगियों के इलाज करने के लिए सिर्फ डॉक्टर और उनका स्टाफ ही सामने आ रहा था। उस भय के दौर में इंडियन मेडिकल एसोसिएशन (आई.एम.ए.) के पूर्व अध्यक्ष डॉ. विनय अग्रवाल एक तरफ दिन-रात रोगियों का इलाज कर रहे थे, दूसरी तरफ वे रोगियों को राजधानी और देश के दूसरे भागों में बेड दिलवाने के लिए बिजी रहते थे। उन्होंने उस दौरान सैकड़ों कोरोना रोगियों के लिए बिस्तर की व्यवस्था करवाई थी। ईस्ट दिल्ली के कृष्णा नगर के सरकारी स्कूल से पढ़कर देश के चोटी के मौलाना आजाद मेडिकल कॉलेज को जॉइन करने वाले डॉ. विनय अग्रवाल कैसे भूल सकते हैं, जब उनके अपने अस्पताल में भी ऑक्सीजन सिलेंडर खत्म हो रहे थे, तब वे लगभग सरकार के सामने भीख माँग रहे थे कि उन्हें सिलेंडर दिलवाए जाएँ, ताकि कोरोना रोगियों की जान बचाई जा सके। कोरोनाकाल के दौरान अखिल

भारतीय आयुर्विज्ञान संस्थान (एम्स) में मरीजों का इलाज काफी हद तक थम सा गया था। तब न ऑपरेशन हो रहे थे और न ही ओ.पी.डी. चल रही थी। हाँ, कोरोना रोगियों का इलाज चल रहा था। तब एम्स के डॉ. राजेंद्र प्रसाद नेत्र केंद्र के डॉ. प्रदीप वेंकटेश और डॉ. तरुण दादा जैसे विख्यात डॉक्टर अपने पुराने रोगियों के लिए फोन और व्हाट्सएप पर उपलब्ध थे। ये दोनों रेटिना से जुड़े केस लेते हैं। इन्हें आप संसार के सबसे कुशल नेत्र चिकित्सकों की श्रेणी में रख सकते हैं। इसके साथ ही ये और बाकी एम्स के डॉक्टर इधर पढ़ने के लिए आने वाले मेडिकल के स्टूडेंट्स की कक्षाएँ भी ले रहे थे।

अब मैं कोरोना के बहाने चीन की भी बात करना चाहता हूँ। दुनिया का दावा है कि कोरोना वायरस चीन से दुनिया में फैला। चीन में कोरोना के कारण अनगिनत लोग मारे गए। चीन में जिस रफ्तार से यह वायरस फैला, उससे चीन की ताकत का दुनिया को इल्म हो गया। चीन के स्वास्थ्य अधिकारियों का कहना था कि देश में कोविड से 80 करोड़ लोग संक्रमित हो सकते हैं। विश्व स्वास्थ्य संगठन ने कहा था कि चीन में कोरोना की नई लहर के कारण वहाँ के अस्पताल भरते जा रहे हैं, लेकिन चीन की ओर से सटीक जानकारी नहीं दी जा रही, जिससे हालात का सही अंदाजा हो।

विश्व स्वास्थ्य संगठन ने कहा था कि भले ही चीन के अधिकारी कह रहे हैं कि प्रभावित लोगों की संख्या 'अपेक्षाकृत कम' है, लेकिन यहाँ आई.सी.यू. में मरीज भरते जा रहे हैं। अमेरिकी न्यूज एजेंसी 'रायटर्स' की एक रिपोर्ट में कहा गया था कि "बीजिंग में कोरोना से हुई मौतों के लिए निर्धारित किए गए श्मशान घाट के सामने शवों की गाड़ियों की लंबी कतार लगी हुई है।" बीजिंग में कोरोना का संक्रमण ऐसा फैला है कि यह एक भूतिया शहर में तब्दील हो गया था और डर था कि ये हालत पूरे चीन में हो सकते हैं। चीन में कोरोना ने कहर ढहाया। अस्पतालों में मरीजों की संख्या बढ़ती ही चली गई।

खैर, कोरोना की पहले आई दो लहरों ने भारतीयों का जीवन तो बहुत हद तक बदल ही दिया है। अब सड़कों पर पहले वाला ट्रैफिक जाम नहीं होता, जैसा कि कोरोनाकाल से पहले हुआ करता था। कोरोना का असर खत्म होने पर भी हजारों-लाखों पेशेवर तथा कारोबारी अपने घरों से ही काम कर रहे हैं। यानी वर्क फ्रॉम होम कल्चर अपनी गहरी जड़ें जमा चुका है। लाखों आई.टी. सेक्टर के पेशवर कोरोनाकाल से ही वर्क फ्रॉम होम कर रहे हैं। वे बीच-बीच में दफ्तर भी चले जाते हैं। नई टेक्नोलॉजी यह सुविधा देती है कि आप घर बैठकर

अपने दफ्तर के साथियों के साथ तालमेल करके काम कर लें। इसी तरह नेट बैंकिंग ने अब ग्राहकों को बैंक में जाने के झंझट से काफी हद तक राहत दे दी है। नेट बैंकिंग के माध्यम से पेमेंट दी–ली जा सकती है। आप अपनी एफ.डी. बनवा सकते हैं या उसे कैश करवा सकते है। हालाँकि अब भी कुछ लोगों को बैंक जाने का शौक रहता है। वे अपने को बदलने के लिए तैयार नहीं हैं। वर्क फ्रॉम होम ने लाखों लोगों को सुबह दफ्तर जाने के झंझट से मुक्ति दिलवा दी है। महानगरों और बड़े शहरों में रहने वाले लोगों को पता है कि उन्हें दफ्तर तक जाने का लंबा सफर पूरा करने में कितना कष्ट होता है। अब ये पेशेवर अपने घरों से ही पूरा काम कर लेते हैं। हालाँकि ये घरों में रहकर ज्यादा घंटे भी काम करते हैं। वर्क फ्रॉम होम करने वालों का किराया भी बचता है, पर अब उनका बिजली का खर्चा कुछ बढ़ गया है।

कोरोनाकाल के समय दुनिया ने कई अभूतपूर्व घटनाएँ देखीं। जैसे कि जिस प्रदूषण को कम करने के लिए अरबों रुपए खर्च करने के बाद भी कुछ नहीं निकलता था, पर प्रदूषण को लॉकडाउन ने आश्चर्यजनक रूप से नियंत्रित कर दिया था। हर आपदा जीवन बचाने के लिए लोगों को एकजुट करके संगठित करने का काम करती है, कोरोनाकाल ने भी वही कमाल किया है। तब कभी पड़ोसियों से बात न करने वाले लोग घर की बालकनी में खड़े होकर रिश्तों की मिठास बढ़ाते हैं। देश में अपराध घटा था। आपदा काल में शैक्षणिक व्यवस्था में परिवर्तन हुआ। स्कूल–कॉलेजों में ऑनलाइन वर्चुअल क्लासेज चालू हो गईं। ऑनलाइन वर्चुअल क्लासेज का इस्तेमाल एकाएक बहुत तेजी के साथ बढ़ रहा है। कोरोना ने समझा दिया कि आत्मनिर्भर और स्वावलंबी बनना कितना जरूरी है। कोरोना महामारी ने हमारे सामने नई चुनौतियाँ और समस्याएँ खड़ी की हैं, जिनकी हमने कभी कल्पना भी नहीं की थी, लेकिन इसने हमें एक मजबूत संदेश के साथ एक बहुत अच्छा सबक भी सिखाया। इसने हमें सिखाया है कि हमें आत्मनिर्भर और स्वावलंबी बनना होगा। इसने हमें सिखाया है कि हमें देश के बाहर समाधान नहीं तलाशना चाहिए। यह सबसे बड़ा सबक है, जो हमने सीखा है। प्रत्येक गाँव को अपनी बुनियादी जरूरतों को पूरा करने के लिए पर्याप्त स्वावलंबी होना होगा। इसी प्रकार हर जिले को अपने स्तर पर आत्मनिर्भर बनाना है, हर राज्य को अपने स्तर पर आत्मनिर्भर बनाना है और पूरे देश को अपने स्तर पर आत्मनिर्भर बनाना है।

कोरोना संक्रमण से हाँफती रही दुनिया ने भारत के फार्मा सेक्टर को एक

सुनहरा अवसर भी दिया है। वह चाहे तो इसका लाभ लेकर हर साल अरबों डॉलर और भी कमा सकता है। इसके साथ ही देश के लाखों युवाओं के लिए रोजगार के नए मौके भी पैदा हो सकते हैं। कोरोना से बचाव के लिए अमेरिका के तत्कालीन राष्ट्रपति डोनाल्ड ट्रंप ने भारत से हाथ जोड़ने के अंदाज में मदद माँगी थी कि भारत उनके देश को हाइड्रॉक्सीक्लोरोक्वीन दवाई की सप्लाई कर दे। डोनाल्ड ट्रंप ने इसके लिए प्रधानमंत्री नरेंद्र मोदी से बात भी की थी। मोदीजी ने ट्रंप का संकट के वक्त साथ देते हुए हाइड्रॉक्सीक्लोरोक्वीन दवा की सप्लाई करने का भरोसा दिया था। इस तरह के मौके बहुत कम आते हैं, जब अमेरिका का राष्ट्रपति किसी खास दवाई के लिए भारत के सामने कातर भाव से गिड़गिड़ाए। हालाँकि भारत का फार्मा सेक्टर हर साल भले ही देश–विदेश में अपने माल को बेचकर अरबों रुपए कमा रहा है, पर यह भी सच है कि हमारी सभी सरकारी और निजी क्षेत्र की फार्मा कंपनियाँ अपनी जेनेरिक दवाओं को बनाने के लिए करीब 85 फीसदी एक्टिव फार्मास्यूटिकल इनग्रेडिएंट्स (ए.पी.आई.) चीन से आयात करती हैं। ए.पी.आई. यानी कच्चा माल। भारत में ए.पी.आई. का उत्पादन बेहद कम है और जो ए.पी.आई. भारत में बनाया जाता है, उसके फाइनल प्रोडक्ट बनाने के लिए भी कुछ चीजें चीन से मँगानी पड़ती हैं।' यानी भारतीय कंपनियाँ ए.पी.आई. के उत्पादन के लिए भी चीन पर निर्भर हैं। निश्चित रूप से यह आदर्श स्थिति तो नहीं मानी जा सकती।

सिर्फ मुनाफा कमाने से ही कोई कंपनी महान् नहीं हो जाती। फार्मा कंपनी की पहचान मोटे तौर पर इस आधार पर की जानी चाहिए कि वह कितनी नई जीवनरक्षक दवाओं को ईजाद कर रही है। क्या इस मोर्चे पर हमारी फार्मा कंपनियों का रिकॉर्ड फख्र करने लायक है? हाँ, यह बात सच है कि भारत विश्व में सबसे बड़ा जेनेरिक दवाओं का निर्माता है।

पर हमें यह जान लेना होगा कि जो फार्मा कंपनी किसी दवा को ईजाद करती है, फिर उस पर एक निश्चित अवधि तक उसी का ही पेटेंट होता है। मतलब जिसने उस दवा को बनाया है, वह ही उसे एक तय अवधि तक के लिए बाजार में बेच सकती है। उस समय–सीमा के बाद कोई भी कंपनी उस दवा को बना सकती है। पर शर्त यह है कि वह उन सभी मानकों का पालन करे जिनके चलते वह दवा बनी। उस दवा को कहते हैं जेनेरिक।

कोरोना संकट ने भारत के फार्मा सेक्टर को अपनी क्षमताओं को नए सिरे से देखने–समझने का मौका दिया है। हम ए.पी.आई. के लिए चीन पर

अनिश्चितकाल तक के लिए आश्रित नहीं रह सकते। हालाँकि मैं मानता हूँ कि हमारे पास अभी तक अत्याधुनिक टेक्नोलॉजी का अभाव है, हमारी बड़ी फार्मा कंपनियाँ नए उत्पाद तैयार करने के लिए शोध पर भी कम निवेश कर रही हैं। ए.पी.आई. के संकट से निजात तो तब ही मिलेगी, जब सरकार और फार्मा कंपनियाँ मिलकर रणनीति बनाएँगी।

भारत की फार्मा कंपनियाँ नई दवाओं को ईजाद करने के लिए होने वाले रिसर्च पर कितना निवेश करती हैं? अंग्रेजी अखबार 'इकोनॉमिक टाइम्स' ने अपनी एक रिपोर्ट में बताया कि भारत की पाँच शिखर फार्मा कंपनियाँ हर साल 7 हजार करोड़ रुपए शोध पर खर्च कर रही हैं। इन कंपनियों में लुपिन और सिप्ला शामिल हैं। हालाँकि इनके सालाना मुनाफे की तुलना में शोध के लिए रखी राशि कोई बहुत अधिक नहीं मानी जा सकती।

सिर्फ निजी क्षेत्र की कंपनियाँ ही नहीं, हमारे यहाँ हेल्थ सेक्टर के सार्वजनिक क्षेत्र के उपक्रम भी तबाह होते रहे हैं। इंडियन ड्रग्स एंड फार्मास्यूटिकल लिमिटेड (आई.डी.पी.एल.) की ही बात कर लें। इसकी स्थापना 1961 में की गई थी, जिसका प्राथमिक उद्देश्य आवश्यक जीवनरक्षक दवाओं में आत्मनिर्भरता हासिल करना था। इसने शुरुआती दौर में बेहतर काम भी किया, पर फिर इसे करप्शन और इनोवेशन के अभाव में घाटा-ही-घाटा होने लगा। देश की चोटी की निजी क्षेत्र की फार्मा कंपनी डॉ. रेड्डीज लेबोरेटरीज के संस्थापक डॉ. के.ए. रेड्डी आई.डी.पी.एल. में काम करते थे। उन्होंने अपनी फार्मा कंपनी खोली और वह अब अरबों रुपए का कारोबार करती है। पर आई.डी.पी.एल. खत्म हो गई। क्या कोई इस सवाल का जवाब देगा? आई.डी.पी.एल. की बरबादी के लिए कौन जिम्मेदार माना जाए? एक दौर में इंडियन ड्रग्स एंड फार्मास्यूटिकल लिमिटेड का फार्मा सेक्टर में बड़ा महत्त्वपूर्ण नाम और स्थान था। कुछ समय पहले मीडिया में खबर थी कि इसकी उत्तराखंड इकाई में एक समय हजारों कर्मी थे। वे घटकर चार रह गए। फिर इससे स्थायी उत्पादन भी बंद हो गया। कभी-कभार ऑर्डर मिलता तो यहाँ दवाइयाँ बन जाती हैं। कुछ साल पहले सरकार ने सार्वजनिक क्षेत्र की दो दवा कंपनियों आई.डी.पी.एल. और राजस्थान ड्रग्स एंड फार्मास्यूटिकल्स लिमिटेड (आर.डी.पी.एल.) को बंद करने का फैसला किया है। अब प्राइवेट सेक्टर की प्रमुख कंपनियों की बात करते हैं। भारत की 10 बड़ी फार्मा कंपनियों, जिनमें ग्लैक्सोस्मिथ क्लाइन, टोरेंट फार्मा, कैडिला फार्मास्यूटिकल्स लिमिटेड, ग्लेनमार्क, सिप्ला, डॉ. रेड्डीज लेबोरेटरीज, लूपिन,

सन फार्मास्यूटिकल इंडस्ट्रीज लिमिटेड, जेनेरिक दवाएँ बनाने और उनके निर्यात करने के चलते अरबों रुपए कमाती हैं। इन कंपनियों ने साल 2019 में दो सौ से अधिक देशों को जेनेरिक दवाएँ निर्यात की थीं। देखिए, फिर से बात आ गई जेनेरिक दवाओं की, इसलिए अब ये भी जान लेते हैं कि ब्रांडेड दवाएँ किस तरह से जेनेरिक दवाओं से अलग होती हैं। इसे समझना जरूरी है। यह कुछ इसी तरह की बात हुई कि दिल्ली के गांधी नगर इलाके में जींस के दर्जनों थोक विक्रेता हैं। इनसे कनॉट प्लेस की मशहूर रेडीमेड गारमेंट की दुकान स्नोव्हाइट भी माल खरीदती है और सहारनपुर का कोई कपड़े का व्यापारी भी। स्नोव्हाइट अपने माल को बेहतर पैकिंग के साथ बेचता है, उसके लिए विज्ञापन पर मोटा खर्च भी करता है। पर सहारनपुर वाला व्यापारी गांधी नगर से जींस की खेप को लेकर उसे सीधे अपनी दुकान में बेचने के लिए रख देता है। बस मोटा-मोटी यही अंतर होता है ब्रांडेड और जेनेरिक दवाओं में। अभी की स्थिति यह है कि हमारे यहाँ ब्रांडेड और जेनेरिक दोनों का ही बड़ा बाजार है। दिल्ली के भगीरथी पैलेस में जेनेरिक दवाएँ थोक के भाव से मिल रही हैं। इन्हें बड़े सप्लायर कंपनियों से खरीदकर दिल्ली और इसके आसपास के राज्यों में अपनी प्रैक्टिस करने वाले डॉक्टरों, क्नीनिकों, नर्सिंग होम्स वगैरह को बेचते हैं। उधर, बड़ी फार्मा कंपनियों के मार्केटिंग अधिकारी डॉक्टरों को समझाते रहते हैं कि वे उनकी कंपनी की तरफ से उत्पादित दवाई को रोगियों को खरीदने के लिए कहें। आरोप लगते हैं कि ये बड़ी कंपनियाँ डॉक्टरों को उपकृत करने के लिए कई तरह के प्रलोभन भी देती हैं। इस तरह के आरोप लगते रहते हैं कि ये कपनियाँ डॉक्टरों को विदेशी टूर से लेकर उम्दा गिफ्ट भी देती हैं।

चूँकि हमारा फार्मा सेक्टर मूल रूप से जेनेरिक दवाओं पर आधारित है, इसलिए हमारे लिए चीन अति महत्त्वपूर्ण देश है। चीन से ए.पी.आई. न मिले तो हमारी बड़ी-से-बड़ी फार्मा कंपनियाँ बैठ जाएँगी। चीन में कोरोना वायरस फैलने की वजह से इन कंपनियों को एक्टिव फार्मास्यूटिकल इनग्रेडिएंट्स पर्याप्त मात्रा में नहीं मिल रहा था, इसलिए इनके सामने संकट पैदा हो गया था। इनका उत्पादन घट गया था।

तो मौजूदा संकट का हल और भविष्य की संभावनाएँ कहाँ है? भारत को खुद एक्टिव फार्मास्यूटिकल इनग्रेडिएंट्स बनाना होगा। यह स्थिति देर-सवेर खत्म होनी थी। अगर भारत अपना कच्चा माल खुद बनाने लगेगा तो वह चीन या किसी अन्य देश के रहमोकरम पर नहीं रहेगा।

इस बीच, भारत सरकार के वाणिज्य विभाग से मान्यता और समर्थन प्राप्त ट्रेड प्रोमोशन काउंसिल ऑफ इंडिया की एक रिपोर्ट का कहना है कि साल 2018–19 में भारत से दवाओं का अनुमानित निर्यात 19.14 अरब डॉलर का था। यह बहुत प्रभावशाली आँकड़ा है। इसमें और भी सुधार हो सकता है कि अगर हम खुद अपने यहाँ कच्चे माल को तैयार करने लगे। यह संभव है। एक बार हम तय तो कर लें।

नई दिल्ली
10 जुलाई, 2023

—रविंद्र किशोर सिन्हा

आभार

मेरे अग्रज, जाने-माने लेखक और पत्रकार भानुप्रताप शुक्लजी से जब भी मिलने जाता, वे कहा करते थे कि प्रतिदिन कुछ लिखा करो। इससे असीम शांति मिलती है। भानु भाई खुद भी आला दर्जे के लिक्खाड़ थे। वे 'राष्ट्र धर्म', 'पाञ्चजन्य' और 'तरुण भारत' के संपादक रह चुके थे। पत्रकारों की एक पूरी पीढ़ी तैयार करने में उनका अपूर्व योगदान रहा है। सच कहूँ तो मेरे मन में लिखने की ललक उन्हीं की जगाई हुई है। लेकिन अल्पबुद्धि और दैनंदिन व्यस्तता के कारण रोज-रोज लिखना संभव नहीं हो पाता था। फिर भी हफ्ते में एक-दो आलेख जरूर लिख दिया करता था। वह आलेख किसी-न-किसी अखबारों में छप जाने से लिखने की इच्छा और बलवती होती जाती थी।

बाद के दिनों में जब मैं राज्यसभा में पहुँचा तो हमारे बड़े भाई सरीखे मूर्धन्य पत्रकार पद्मश्री आदरणीय रामबहादुर रायजी ने कहा कि इस समय का उपयोग लिखने-पढ़ने में किया जाना चाहिए। तभी से मेरे मन में वर्षों से दबी लिखने की इच्छा कुलाँचें मारने लगी। इस बीच मुझे बहुभाषी समाचार न्यूज एजेंसी 'हिन्दुस्थान समाचार' का अध्यक्ष बना दिया गया। इससे लिखने-पढ़ने का सिलसिला फिर से चल निकला। मेरे आलेख देशभर के अनेक अखबारों में लगातार छपने लगे। इससे मुझे असीम संतुष्टि मिलने लगी।

बाद के दिनों में राष्ट्रीय स्वयंसेवक संघ के सरकार्यवाह और प्रबुद्ध विचारक आदरणीय बड़े भाई दत्तात्रेय होसबोलेजी से जब भी मुलाकात होती तो वे कहा करते कि प्रतिदिन लिखना अच्छा है, लेकिन इसका पुस्तक के रूप में भी प्रकाशन होना चाहिए, ताकि इससे भावी पीढ़ी को भी लाभ मिल सके और शोधकर्ताओं के लिए यह सहायक हो।

कहना गलत नहीं होगा कि उपरोक्त तीनों लोगों की प्रेरणा का फलितार्थ है कि मेरी लेखन-यात्रा अहर्निश जारी है। व्यवस्था की कमान मेरी प्रिय सहयोगी श्रीमती रत्ना सिन्हा ने सँभाल ली, जो लगातार जारी है।

मेरे आलेखों को तैयार करने का श्रेय सर्वश्री राहुल कुदेशिया, क्षितिज श्रीवास्तव, अवधेश प्रसाद और वरिष्ठ पत्रकार विवेक शुक्ल समेत अनेक पत्रकारों को जाता है, जिन्होंने तथ्यात्मक त्रुटियों को ठीक करने में मेरी मदद की।

अंत में मेरे आलेखों को काट-छाँटकर पुस्तकाकार रूप देने के लिए अपने अनुजतुल्य वरिष्ठ पत्रकार श्री राधा रमणजी को भी धन्यवाद कहना चाहूँगा, जिनकी मेहनत और लगन से यह पुस्तक आपके हाथों में पहुँची है।

—आर.के. सिन्हा

पूर्व सांसद (राज्यसभा)

अनुक्रम

समझदारी ही इलाज है

आज आप सभी ने टेलीविजन पर और दैनिक समाचार-पत्रों में वे फोटोग्राफ्स देखे ही होंगे, जिनमें पटना और कोलकाता में यात्री बसों में ठसाठस भरकर और छतों पर चढ़कर अपने गाँव को जाने के लिए आतुर दिख रहे थे। अब इनको कौन समझाए कि इनकी इस लापरवाही से कितनों की जान जा सकती है। एक बस यात्री को जब कोई चेतावनी दे रहा है तो वह बड़ी ढीठाईपूर्वक कह भी रहा है कि मजबूरी का नाम ही महात्मा गांधी है, लेकिन वह जिसे अपनी मजबूरी बता रहा है, उससे वह न केवल अपने पूरे गाँव वालों को खतरे में डाल रहा है, बल्कि उन तमाम गाँवों की पूरी आबादी को भी, जिसके नागरिक उस बस में ठूँसकर भरे हैं। अपनी लापरवाही को मजबूरी का नाम

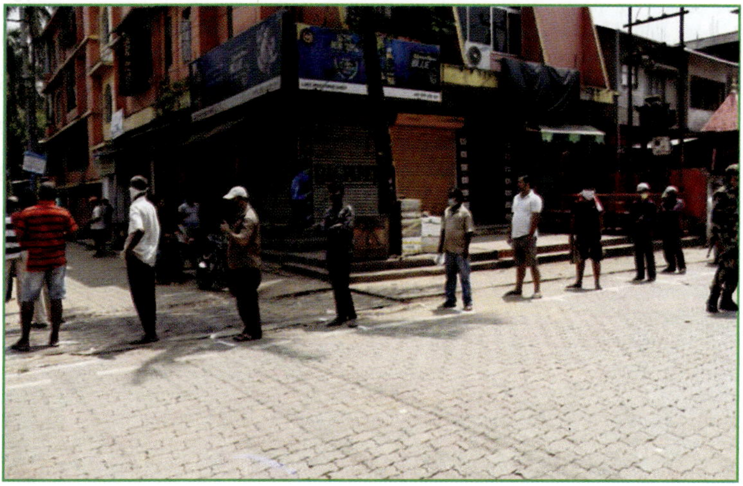

देने वाले ऐसे बेवकूफों को तो सिर्फ यही कहा जा सकता है कि वे अपने साथ यदि इस जानलेवा बीमारी को लेकर अपने गाँव जा रहे हैं तो भगवान् ही उनका रक्षक बन सकता है। आज इस संबंध में भारत के स्वास्थ्य मंत्री डॉ. हर्षवर्धन ने भी यह स्वीकार किया है कि अबतक देश भर में 1,84,000 के करीब कोरोना महामारी से संभावित रूप से संक्रमित लोग मौजूद हैं, जो सरकार की निगरानी में हैं। यह तो मंत्रीजी मात्र उनकी ही बात कह रहे हैं, जो सरकार के संज्ञान में आ चुके हैं; लेकिन जो अबतक सरकार के संज्ञान में नहीं आ पाए, उसका अंदाजा कौन लगाएगा और उनपर निगरानी कैसे होगी और कौन करेगा? यह संख्या उसकी दस गुना यानी अठारह लाख भी हो सकती है और बीस गुना भी।

मुंबई, चेन्नई, बेंगलुरु या गुजरात के किसी शहर से दहशत में भागकर पूर्वांचल की ओर जाने वाले ये सारे गरीब मजदूर और अस्थायी कर्मचारियों में से कुछ भी यदि संक्रमण लेकर अपने गाँवों में पहुँच गए तो गाँवों में इस महामारी की चिकित्सा की क्या सुविधा उपलब्ध है, यह तो जगजाहिर ही है। जब दिल्ली जैसे शहरों में वेंटिलेटर की भारी कमी है तो बिहार, झारखंड, पश्चिम बंगाल और ओडिशा के गाँवों में या छोटे शहरों में किसी अस्पताल में कोरोना जैसे वायरस की पर्याप्त चिकित्सा की क्या व्यवस्था होगी, यह तो कल्पना करके भी रूह काँप जाती है। आज ही किसी चैनल पर लखनऊ से एक एंबुलेंसकर्मी का बयान आ रहा था, जिसमें वह कह रहा था कि लखनऊ में 85 एंबुलेंस हैं, जिसमें मरीजों और मृतकों को ढोकर ले जाया जा रहा है; लेकिन मुश्किल से इनमें से पाँच एंबुलेंसों के कर्मचारियों के पास ही पूरी तरह से ग्लव्स, मास्क और पी.पी.ई. किट (पर्सनल प्रोटेक्टिव इक्विपमेंट्स) हैं, तब गाँवों का अंदाजा कर लें।

एक रिसर्च में यह कहा जा रहा है कि एक संक्रमित व्यक्ति सामान्यत: 2.6 यानी लगभग ढाई अन्य व्यक्ति को संक्रमित कर सकता है, लेकिन यह रिसर्च शायद भारत के लिए पूर्णत: गलत साबित हो सकती है। यह रिसर्च इटली और स्पेन के लिए तो कुछ हद तक सही हो सकती है, जहाँ की आबादी बहुत कम है, सुविधाएँ ज्यादा हैं और जहाँ के लोग अपने स्वभाव से ही एक-दूसरे से कम मिलते हैं या जरूरत होने पर ही मिलते हैं और पर्याप्त सामाजिक दूरी बनाकर रखते हैं; लेकिन यहाँ हमारे देश में 130 करोड़ की आबादी है और क्षेत्रफल के अनुपात में हमारी आबादी चीन से भी कई गुना ज्यादा है। वैसे चीन की आबादी तो भारत से ज्यादा यानी 143 करोड़ की है, लेकिन क्षेत्रफल के हिसाब से चीन में प्रतिवर्ग किलोमीटर मात्र 143 व्यक्ति रहते हैं, जबकि भारत में प्रतिवर्ग किलोमीटर 455 लोग रहते हैं।

इसी प्रकार अमेरिका में प्रति वर्ग किलोमीटर मात्र 35, स्पेन में 91, ईरान में मात्र 49, फ्रांस में 122 ही लोग रहते हैं।

यह महामारी यदि हमारे देश में तीसरी डिग्री पर यानी कम्युनिटी लेवल पर पहुँची तो क्या होगा? इसका अंदाजा इसी से लगा लीजिए कि अबतक चीन में 3277, अमेरिका में 593, स्पेन में 2311, ईरान में 1812 और फ्रांस में 860 लोगों की मौत हो चुकी है। ऐसी स्थिति में यहाँ पर तो एक संक्रमित व्यक्ति कई सौ लोगों को संक्रमित कर देगा। आज ही एक राष्ट्रीय दैनिक अखबार में यह खबर छपी है कि लंदन से एक डॉक्टर साहब भारत आए हैं, जिन्होंने 300 लोगों को संक्रमित कर दिया है। यह संभव भी है। विदेशों में सामान्यतः न तो कोई किसी को एयरपोर्ट छोड़ने जाता है और न ही लेने जाता है। टैक्सी ने पहुँचा दिया एयरपोर्ट और वही रिसीव करने भी आ गया, पर हमारे यहाँ यदि कोई भाई-बंधु विदेश से लौट रहा है तो पूरा गाँव उसे रिसीव करने पहुँच जाता है और जब कोई व्यक्ति विदेश से लौटता है तो गाँव के हर बुजुर्ग आदमी के पाँव छूता है, नौजवानों के गले लगता है और हाथ मिलाता है और बच्चों को चूमता भी है। यह तो हमारे यहाँ की एक आम स्वाभाविक बात है। यदि किसी संक्रमित व्यक्ति ने ऐसा किया तो आप उसकी संक्रामकता के व्यापक प्रभाव का अंदाजा लगा सकते हैं। ऐसी स्थिति में हजारों की संख्या में गाँवों में संक्रमित लोग पहुँच गए तो इस महामारी को हम भारत वर्ष में फैलने से कैसे रोक सकते हैं?

आज की ताजा अपडेट खबर है कि अब तक विश्वभर में 16 हजार से ज्यादा लोगों की मौत हो चुकी है, जिसमें 462 लोग तो सिर्फ एक दिन में स्पेन जैसे सुंदर से देश में मर गए। स्पेन, जहाँ फ्लैटों में रहने की कोई पद्धति ही नहीं है और है भी तो बहुत ही कम। ज्यादातर लोग कोठियों और बाग-बगीचों के बीच में ही रहना पसंद करते हैं, लेकिन वहाँ भी महामारी की ऐसी विकराल स्थिति है। इटली, जहाँ कि विश्व की दूसरी सबसे अच्छी चिकित्सा पद्धति का दावा किया जाता है, वह भी आज महामारी का मुकाबला करने में नाकाम हो चुका है। ऐसे समृद्ध देशों में जब महामारी की यह स्थिति है तो भारत में यदि यह महामारी गाँवों में फैली तो उस स्थिति की तो कल्पना करना भी रोंगटे खड़े कर देने वाला है।

अतः जहाँ भी पूरे देश में जगह-जगह कर्फ्यू लगाए गए हैं, उसका पूरी सख्ती से पालन होना चाहिए और ऐसे लोग, जो अपने गाँव जाने की जिद करते हैं, जरूर जाएँ, लेकिन मेरी सलाह तो यह होगी कि गाँव में भेजने से पहले उन्हें किसी भी जिला अस्पताल में 14 दिन के आइसोलेशन में जरूर रखा जाए। उसके बाद ही

उन्हें गाँव जाने दिया जाए। यदि उनका आइसोलेशन नहीं होता है और वे गाँव चले जाते हैं तो गंभीर खतरा है। यदि किसी भी गलती या लापरवाही की वजह से एक भी संक्रमित व्यक्ति गाँव में पहुँच जाता है तो वह पूरे गाँव को ही संक्रमित कर देगा और पूरा गाँव ही जब संक्रमित हो जाएगा, तब उनकी चिकित्सा की व्यवस्था हम कहाँ से करेंगे? तब तो भारत में 120 साल पहले जिस प्रकार से प्लेग फैला था, उसी प्रकार की स्थिति की ओर हम बढ़ रहे हैं।

कोरोना का संक्रमण मुख्य रूप से फेफड़े की बीमारी है और इससे फेफड़े को ही सबसे ज्यादा नुकसान भी पहुँचता है। कोरोना का वायरस जब फेफड़े में पहुँच जाता है तो साँस लेने में दिक्कत होती है और दम घुटने से व्यक्ति की जान चली जाती है। जो ज्यादा मात्रा में और नियमित अल्कोहल का सेवन करते हैं, तंबाकू खाते हैं, जिन्हें सिगरेट–बीड़ी पीने की आदत है, उनके फेफड़े तो पहले से ही कमजोर होते हैं। ऐसी स्थिति में यदि गाँवों में संक्रमण पहुँचा तो स्थिति भयावह हो जाएगी, क्योंकि गाँव में तो पहले से कोई इस प्रकार की भयंकर महामारी से निबटने की चिकित्सा की सुविधा है ही नहीं। अभी कल ही जबलपुर मेडिकल कॉलेज में 5 कोरोना के संक्रमित मरीज एडमिट किए गए, लेकिन वहाँ न तो टिशू पेपर है, न डस्टबिन है, न फेस मास्क है, न सेनेटाइजर है, न हैंड ग्लव्स हैं। जब देश के मेडिकल कॉलेज की यह स्थिति है तो गाँवों की स्थिति की कल्पना आप स्वयं कर सकते हैं। ऐसी स्थिति में बंधुओ, कृपया करके गाँवों की तरफ संक्रमित व्यक्ति को ले जाने से रोकिए। यदि गाँवों की तरफ यह संक्रमण चला गया तो स्थिति बहुत ही विकराल हो जाएगी और संक्रमित लोगों की संख्या लाखों में पहुँच जाएगी। कितनी मौतें होंगी, इसका अंदाजा भी लगा पाना मुश्किल होगा।

पटना में भी जो एक मौत हुई है, वह मध्य एशिया के कतर देश से लौटे एक नवयुवक की हुई है। उम्र है मात्र 38 साल। इस घटना ने इस भ्रम को भी तोड़ा है कि सिर्फ 60 वर्ष से ऊपर के लोगों पर ही कोरोना के संक्रमण का खतरा ज्यादा है। नौजवान मुंगेर जिले के किसी गाँव का रहने वाला था और कतर से अपने गाँव लौट रहा था। या तो वह पहले से ही संक्रमित था या रास्ते में संक्रमित हो गया होगा। पटना एयरपोर्ट पर उतरते ही उसकी तबीयत खराब हो गई। तुरंत ही उसे पटना के इंदिरा गांधी अस्पताल में भरती कराया गया, जहाँ इलाज के दौरान उसकी मौत हो गई। वह संक्रमण अपने गाँव तो नहीं ले जा पाया, किंतु कतर से दिल्ली और फिर दिल्ली से पटना के रास्ते में कितने लोगों को उसने छुआ होगा, इसका कोई अंदाजा नहीं है और न रिकॉर्ड है। ऐसे ही संक्रमण फैलता है। अतः यह ध्यान रखना होगा

कि कोई भी व्यक्ति दिल्ली से पटना या लखनऊ, गोरखपुर, वाराणसी, भुवनेश्वर, राँची, कोलकाता या गुवाहाटी पहुँच चुका हो तो वहाँ से उसे सीधे उसके गाँव न जाने दिया जाए। बिना आइसोलेशन (पृथक्वास) के किसी भी व्यक्ति का गाँव में प्रवेश ही न हो, तभी जाकर इस समस्या का समाधान हो पाएगा, अन्यथा नहीं हो पाएगा।

अब जरा बेवकूफ ढीठों की भी बात कर लें। आज सुबह पटना में एक ऐसा ही ढीठ उसी अस्पताल में पहुँच गया, जहाँ कल कोरोना से संक्रमित एक नौजवान की मृत्यु हुई थी। वह किसी मरीज को लेकर पहुँचा था। कल की घटना के बाद कड़ाई तो स्वाभाविक रूप से होगी ही। वह अपने को भाजपा का प्रवक्ता बताने लगा। हर पंक्ति में गाली-गलौज और भारत के गृहमंत्री एवं बिहार के मुख्यमंत्री का नाम लेकर धमकी देता। जब वहाँ तैनात सुरक्षाकर्मी उसकी धौंस मानने को तैयार नहीं हुए तो मार-पीट पर उतर आया। किसी तरह से मामला शांत हुआ। ऐसे ढीठ मनचलों से भी सावधान रहना होगा।

अब जरा बात कर लें प्लेग की महामारी की भी। इसने एक सौ बीस साल पहले अपने देश में भयानक कहर ढाया था। वर्ष 1898-99 के दौरान पूरे देश में खासकर उत्तर प्रदेश, बिहार, बंगाल, उड़ीसा में भयानक प्लेग फैला था। स्वामी विवेकानंद अपने शिष्यों के साथ सुबह उठते ही दिन-दिन भर लाशों को ढोते और दाह संस्कार करते। फिर भिक्षाटन में जो कुछ भी मिलता, उसकी खिचड़ी बनाकर रात में एक बार थोड़ा सा प्रसाद ग्रहण करते। उस समय विवेकानंद ने एक 'घोषणा-पत्र' पहले तैयार किया था प्लेग का। पहले यह 'घोषणा-पत्र' बंगला में बनाया गया था, फिर उसे हिंदी और अंग्रेजी में अनुवाद किया गया। इसमें प्लेग के मरीजों के लिए और प्लेग के मरीजों के परिचायकों के लिए एक आचार संहिता बनाई गई थी कि क्या करना है और क्या नहीं करना है। इस आचार संहिता का सख्ती से पालन करने का अनुरोध स्वामीजी ने किया था, जिसका लोगों ने सख्ती से पालन भी किया था।

ऐसी ही आचार संहिता की आवश्यकता आज भी हो गई है, जिसका सख्ती से पालन होना जरूरी है। यह मोदीजी की आचार संहिता होगी। यह महामारी प्लेग की महामारी से ज्यादा खतरनाक है, क्योंकि यह छूने मात्र से ही नहीं, बल्कि खाँसने, थूकने, नाक से पानी निकलने से भी फैल रही है।

अत: इससे लड़ने का एकमात्र साधन है—सतर्कता, संयम और व्यापक जागरूकता तथा नियमों का सख्ती से पालन।

□

मजदूरों का पलायन

रविवार को जनता कर्फ्यू के दौरान देश भर के करोड़ों लोगों ने एक अरसे के बाद सुबह परिंदों के चहचहाने की आवाजें सुनीं। सच में कोरोना वायरस से भयभीत माहौल में पंछियों को देखना-सुनना सुखद अनुभव था। पर प्रलय की तरफ जाती दुनिया को बचाने के लिए अभी और कई 'जनता कर्फ्यू' और 'नेशनल लॉकडाउन' जरूरी होंगे। अभी इन बिंदुओं पर सोचने-विचारने का वक्त ही नहीं है कि इन कठोर कदमों का देश की आर्थिक स्थिति पर कितना नकारात्मक असर होगा? फिलवक्त यह सवाल गौण है। आर्थिक स्थिति का अर्थ तभी है, जब आप जीवित बचेंगे। हालाँकि कुछ समझदार मित्र

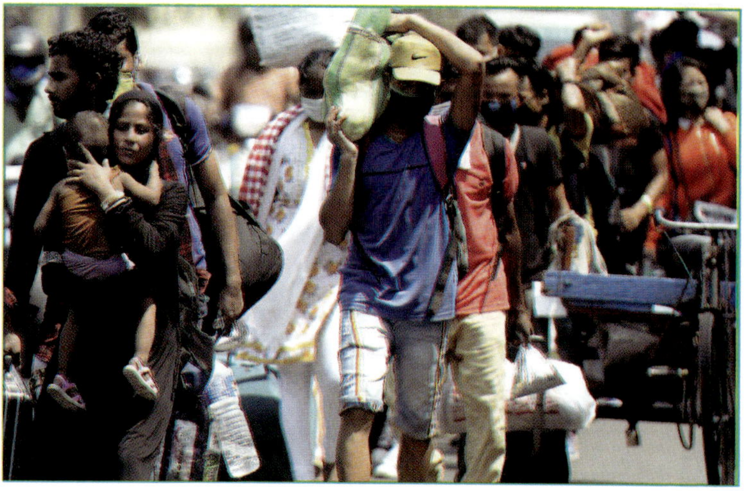

अब भी इस मसले को उठाते हुए सरकार को कोस रहे हैं। इस बीच, मुंबई में बसे पूर्वांचली मजदूरों का लाखों की तादाद में अपने गाँवों की ओर लौटना निश्चित रूप से ही चिंता का कारण है। उन्हें अभी धैर्य से काम लेना चाहिए। वे तो ऐसा करके सरकार के सामने अनावश्यक रूप से संकट ही पैदा कर रहे हैं।

बहरहाल, अभी तो लगभग पूरे विश्व में ही जीवन–मरण का प्रश्न पैदा हो गया है, सिर्फ भारतवासियों के लिए ही नहीं। जाहिर है, इस अभूतपूर्व स्थिति का भारत को भी डटकर मुकाबला करना ही होगा। इस लिहाज से किसी भी प्रकार की काहिली या लापरवाही पूरे देश के लिए बेहद खतरनाक सिद्ध हो सकती है। निश्चित रूप से प्रधानमंत्री नरेंद्र मोदी के जनता कर्फ्यू के आह्वान पर रविवार को पूरे देश में रखे गए जनता कर्फ्यू के टेस्ट में देश उत्तीर्ण हुआ है। मैंने बड़े–बड़े नेताओं को देखा। जे.पी. आंदोलन में भी सक्रिय रहा, पर किसी के आह्वान का ऐसा अभूतपूर्व असर तो पहली बार ही देखा। जनता कर्फ्यू के चलते देश भर के लगभग 7 करोड़ व्यापारी और उनके 40 करोड़ कर्मचारी घर पर ही रहे। इस दौरान सारे देश के छोटे–बड़े शहरों की सड़कों पर सन्नाटा पसरा रहा। वे ही घरों से निकले, जिनके पास कोई विकल्प ही नहीं था या जो सेना, पुलिस, रेलवे, मेडिकल, मीडिया, सुरक्षा सेवा जैसे पेशों से संबंध रखते हैं। यानी भारत ने कोरोना वायरस के खिलाफ लड़ाई लड़ने का मन तो बना ही लिया है। अगर इसी संकल्प से इस लड़ाई को लड़ा गया तो विजय भी मिलेगी, कोरोना वायरस पराजित भी होगा। कोरोना वायरस के खतरे के आलोक में आई.टी. कंपनी के पेशेवरों से लेकर देश के रक्षा मंत्री राजनाथ सिंह तक वर्क फ्रॉम होम ही कर रहे हैं। यानी सब अपने को वक्त के साथ बदल रहे हैं, ढाल रहे हैं। यह तो करना ही होगा। अब दूसरा कोई चारा बचा भी तो नहीं है। कोरोना के कारण सारी दुनिया डूबते हुए टाइटैनिक जहाज की तरह हो गई है। इसे तो हर हाल में बचाना ही होगा।

कोरोना के खिलाफ की लड़ाई को 'संयम और संकल्प' से ही जीता जाएगा। बेशक आने वाले कुछ दिन देश के लिए बेहद अहम रहने वाले हैं। कहना न होगा कि इस दौरान संयम से ही देश एक बड़ी महामारी को परास्त करने में सफल हो जाएगा। पर चिंता की बात तो यह है कि कोरोना वायरस के खतरों से बेपरवाह सिंगर कनिका कपूर और मुक्केबाज मैरी कॉम जैसे तमाम सेलिब्रिटी कहे जाने वाले लोगों ने दूसरों की जान को संकट में डालने का काम किया है। इन हस्तियों से इस तरह की गैर–जिम्मेदाराना हरकतों को करने की उम्मीद तो किसी ने नहीं की थी। बॉलीवुड सिंगर कनिका कपूर कोरोना वायरस से संक्रमित होने के बाद अब लखनऊ में

'क्वारंटाइन' हैं और अच्छी मेडिकल केयर के बीच उनका इलाज भी चल रहा है। वे कोरोना वायरस से संक्रमित होने के बावजूद एक नहीं चार-चार संगीत कार्यक्रमों में पहुँच गई थीं। अब जरा बॉक्सर मैरी कॉम की भी बात कर लें। उन्होंने न सिर्फ क्वारंटाइन प्रोटोकॉल तोड़ा, बल्कि 14 दिन की आइसोलेशन पृथकता से पहले ही राष्ट्रपति भवन के द्वारा आयोजित सांसदों के अल्पाहार कार्यक्रम में शामिल हो गईं। वे राष्ट्रपति भवन में विगत 18 मार्च को आयोजित कार्यक्रम में सांसदों के साथ मौजूद थीं, जबकि मैरी कॉम जॉर्डन में ओलंपिक क्वालिफायर राउंड के बाद 13 मार्च को ही भारत लौटी थीं। डब्ल्यू.एच.ओ. के प्रोटोकॉल के मुताबिक मैरी कॉम को 27 मार्च तक आइसोलेशन में रहना था। मैरी कॉम मेरी मित्र और साथ ही में राज्यसभा सांसद भी हैं। वे राष्ट्रपति भवन में ब्रेकफास्ट मीटिंग में पता नहीं क्यों चली गईं? एयरपोर्ट पर किसी ने उन्हें कुछ बताया या नहीं? अब कनिका कपूर और मैरी कॉम जैसी शख्सियतें भी जब ऐसी लापरवाही करेंगी तो फिर गाँव-देहात के लोगों से एहतियात की अपेक्षा कैसे की जा सकती है? क्या इन्हें किसी ने बताया नहीं था कि कोरोना वायरस संक्रमण रोकने के लिए सरकार ने विदेश से लौटने वाले हर यात्री के लिए 14 दिनों तक क्वारंटाइन में रहना अनिवार्य कर दिया है। राष्ट्रपति भवन के आधिकारिक ट्विटर अकाउंट से पोस्ट की गई चार तसवीरों में से एक में मैरी कॉम दूसरे सांसदों के साथ देखी जा सकती हैं। फोटो के शीर्षक के तौर पर लिखा था—राष्ट्रपति रामनाथ कोविंद ने सुबह उत्तर प्रदेश और राजस्थान के सांसदों के साथ राष्ट्रपति भवन में नाश्ते का कार्यक्रम आयोजित किया। गायिका कनिका कपूर के संपर्क में आने वाले भाजपा सांसद दुष्यंत सिंह भी उसी दिन राष्ट्रपति भवन में मौजूद थे। उन्होंने भी अब सेल्फ आइसोलेशन में रहने की घोषणा की है।

जैसा कि मैं पहले कह रहा था कि यह समझ नहीं आ रहा कि मुंबई में रहने वाले बिहारी श्रमजीवी अचानक से अपने घर वापस जाने के लिए मारामारी क्यों कर रहे हैं। वे जिन महानगरों में हैं, वहाँ तो चिकित्सा सुविधा गाँवों से कहीं ज्यादा बेहतर है। वे बिना जाँच कराए वापस लौटकर खतरा पैदा कर रहे हैं। वे तो एक तरह से कोरोना वायरस को अपने साथ बिहार, उत्तर प्रदेश, झारखंड, ओडिशा लेकर जा रहे हैं। रविवार को ही यह खबर आई कि पटना में एक 38 साल के युवक की कोरोना वायरस का शिकार होने के कारण मौत हो गई। वह कतर से अपने गाँव मुंगेर लौट रहा था। कुछ ज्ञानी मित्र कह रहे हैं कि मुंबई से पूर्वांचली श्रमजीवी इसलिए घरों की तरफ जा रहे हैं, क्योंकि मायानगरी में तो कुछ दिनों के बाद खान-पान के लाले पड़ जाएँगे। हालाँकि यह बात रत्ती भर भी सही नहीं है। आखिर हर साल पूर्वांचली

मजदूर दशहरे से लेकर छठ के बीच 20–25 दिनों के लिए अपने गाँव वापस तो आते ही हैं। क्या इतने दिनों तक काम न करने के कारण उनके सामने भूखों मरने के हालात पैदा होते हैं? नहीं। दिल्ली के चावड़ी बाजार, अनाज मंडी, लाहौरी गेट वगैरह में हजारों पूर्वांचली मजदूर थोक व्यापारियों के पास काम करते हैं। इन सबके रहने की व्यवस्था इनके मालिकों की तरफ से गोदाम के आसपास ही कर दी जाती है। उधर ही ये अपना भोजन भी पका लेते हैं। मुंबई में भी कमोबेश यही स्थिति होनी चाहिए। फिर भी ये पूर्वांचल लौटने के लिए न जाने क्यों परेशान हैं?

खैर, यह हम सबको समझना होगा कि कोरोना के रोगियों का इलाज भी हो रहा है। वे इलाज के बाद अपने घरों को लौट रहे हैं। इसलिए कोरोना से इतना भी घबराने की जरूरत नहीं है। हाँ, पर इससे बचने के लिए जो भी संभव उपाय विशेषज्ञ बता रहे हैं, उनका तो पालन करना ही होगा। इस बाबत कोताही जानलेवा साबित हो सकती है।

कोरोना से लड़ने के लिए देश दो या तीन हफ्ते तक शायद पूरी तरह बंद कर देना पड़े। इससे 14 दिनों तक जीवित रहने वाला कोविड–19 वायरस अपने आप नष्ट हो जाएगा। कहने का तात्पर्य यह है कि कोरोना वायरस से लड़ने में समझदारी ही बचाव है। सावधान रहिए, सुरक्षित रहिए।

□

तालाबंदी : एक सख्त संदेश

मंगलवार की शाम प्रधानमंत्री श्री नरेंद्र मोदीजी ने राष्ट्र के नाम अपने संबोधन में पूरे देश में 21 दिनों की तालाबंदी करके एक सख्त संदेश तो दे ही दिया है। यह 'न भूतो न भविष्यति' है। ऐसा न पहले हुआ, न आगे होगा; लेकिन यह संदेश बहुत ही समझदारीपूर्ण और देश के लिए नितांत अनिवार्य भी था। हाथ जोड़कर 21 दिन का धैर्य रखने की अपील करने वाले प्रधानमंत्री नरेंद्र भाई मोदी देश के पहले ऐसे प्रधानमंत्री होंगे, जो संकट की इस घड़ी में देश के पूरे 130 करोड़ जनता की जनभावनाओं को समझकर और उनकी सहमति से ऐसा सख्त कदम उठा रहे हैं। मोदीजी ने कहा कि यदि अगले 21 दिन

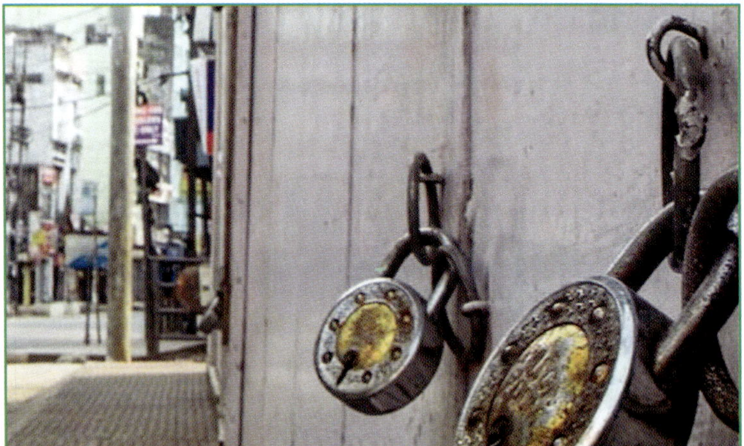

तक हम लापरवाह रहे तो हमें 21 साल पीछे जाने में तनिक भी देरी नहीं लगेगी। उन्होंने यह भी कहा कि हमें दूसरे देशों के अनुभवों से सीख लेकर अपने देश के लिए सबसे बढ़िया और सही कदम उठाना ही उचित है। उनके कहने में वजन है। जब यह महामारी इटली, स्पेन और अमेरिका में फैली तो इन देशों में भी चीन की तरह लॉकडाउन करने का विकल्प तो आया ही था, लेकिन इटली के प्रधानमंत्री ने कहा था कि वे चिकित्सा सुविधा में सक्षम हैं और लॉकडाउन के निर्णय से देश की जनता को ऐसा लगेगा कि आम जनता को भयभीत किया जा रहा है, लेकिन वहाँ लॉकडाउन का निर्णय नहीं करने का परिणाम यह हुआ कि पूरे इटली में लाशों को ढोने वाला कोई अपना सगा बचा ही नहीं। सेना को लाशों को ट्रक में भरकर कहीं दूर ले जाकर दफनाने का काम करना पड़ रहा है, जो प्रतिदिन टेलीविजन चैनलों पर देखा जा सकता है।

यही स्थिति स्पेन में भी आ गई है। स्पेन जैसा सुंदर देश भी कोरोना के भयावह प्रकोप से ऐसी बुरी तरह से प्रभावित हुआ है कि पूरा देश बिखर गया जैसा लगता है। अमेरिका से तो हमारे कई निकट के संबंधियों और मित्रों के प्रतिदिन फोन आ रहे हैं, जो यह कह रहे हैं कि आप लोगों की स्थिति तो अमेरिका से कहीं बेहतर है; क्योंकि तमाम अत्याधुनिक सुविधाओं के रहते हुए भी अमेरिका में स्थिति काबू से बाहर होती जा रही है।

मोदीजी ने अपने राष्ट्र के नाम संबोधन के दौरान बहुत ही अच्छी तरह से समझाया कि कोरोना से लड़ने का एकमात्र उपाय यही है कि हम संक्रमण की बढ़ती हुई चेन को ही तोड़ दें, क्योंकि यदि एक व्यक्ति जब किसी भी कारण से और किसी भी तरह से संक्रमित होता है और वह यदि समाज में घूमता रहे तो सैकड़ों लोगों को जाने-अनजाने में संक्रमित कर सकता है। भारत में आबादी का घनत्व यूरोप, अमेरिका के मुकाबले बहुत ज्यादा है और जनसंख्या भी ज्यादा है। इसलिए हमने संक्रमण की चेन तोड़ी नहीं और यदि इसी तरह हम एक-दूसरे से मिलते-जुलते रहे तो संक्रमण ज्यादा और जोरों से फैलेगा।

प्रधानमंत्री ने आँकड़ों के माध्यम से बहुत अच्छी तरह से बताया कि पूरे विश्व में संक्रमित व्यक्तियों की संख्या को एक लाख की संख्या तक पहुँचने में 67 दिन लगे, जबकि 1 लाख से 2 लाख होने में उसे 67 दिनों के मुकाबले में मात्र 11 दिन लगे और 2 लाख से 3 लाख पहुँचने में मात्र 4 दिन ही लगे। यदि इसी प्रकार से संक्रमण फैलता है तो मुनासिब तो यही है कि हर कीमत पर इस संक्रमण को फैलने से रोका जाए।

अत: यह 21 दिन की ऐतिहासिक तालाबंदी स्वागत योग्य ही है। ऐसा विश्व में पहले कभी नहीं हुआ था और भगवान् न करे कि भविष्य में भी ऐसा कभी हो। शुरुआत में तो अपने देश में सब ठीक था। चीन के शहर वुहान में जब यह संक्रमण फैला तो हम वहाँ से तत्काल अपने भारतीय नागरिकों को और आसपास के देशों भूटान, नेपाल, श्रीलंका और मालदीव में फँसे नागरिकों को भी सफलतापूर्वक लेकर आए। उन्हें गुरुग्राम के पास आई.टी.बी.पी. के एक आइसोलेशन कैंप में रखा गया और वे 14 दिनों के बाद ठीक होकर अपने घरों में वापस चले गए, लेकिन चूक ऐसी हुई कि अंतरराष्ट्रीय फ्लाइटों से आनेवाले सभी लोगों को सख्ती से आइसोलेशन में नहीं डाला गया। सभी अंतरराष्ट्रीय फ्लाइटों से आने वाले देसी-विदेशी यात्री, जो भारत में आ रहे थे, उन्हें सख्ती से आइसोलेशन कैंप में भेजना चाहिए था; लेकिन हमारे एयरपोर्ट के कर्मचारियों ने उनका बुखार देखा और सामान्य स्वास्थ्य को ठीक-ठाक देखकर उन्हें छोड़ दिया। यह उचित तो नहीं था। यहीं पर हमारी चूक हुई, क्योंकि प्रधानमंत्री मोदीजी ने स्वयं कहा कि किसी संक्रमित व्यक्ति में भी संक्रमण के लक्षण तुरंत नहीं आते। इसके लक्षण उभरने में 4 से 5 दिन और कभी-कभी 10 दिन भी लग सकते हैं। ऐसी हालत में यह निर्णय कि अंतरराष्ट्रीय यात्रियों को उनके घर जाने दिया जाए, यह सबसे बड़ी चूक हुई, जिसके कारण यह वायरस देश के अन्य भागों में, विशेषकर केरल और महाराष्ट्र के शहरों में तेजी से फैल गया। अब तो पश्चिम बंगाल, बिहार, झारखंड और उड़ीसा भी इस संक्रमण से अछूता नहीं रह गया है।

24 तारीख को घोषित इस लॉकडाउन के आलोचकों की संख्या भी कम नहीं है। अभी भी वे तरह-तरह की बातें कर रहे हैं। वे कहते हैं कि इस लॉकडाउन से इकोनॉमी पर बुरा असर पड़ेगा। अरे भाई, जब जान है, तभी तो जहान है। जब जिंदा रहोगे, तभी तो इकोनॉमी की बात करोगे या उसका नफा-नुकसान उठाने के लिए रहोगे? जब पूरे विश्व में इकोनॉमी धीमी चल रही है तो कुछ दिन हम भी सह लेंगे। वे कहते है कि 21 दिन तो बहुत ज्यादा हैं। जरा इनसे पूछिए कि ये अभिजात्य वर्ग के लोग वर्ष में कई बार परिवार के संग दो-दो हफ्ते की छुट्टी मनाने विदेशों या पहाड़ों की यात्रा करते हैं कि नहीं? यह कैसे होता है? उससे इन्हें कोई परेशानी नहीं है। लोगों को पहले घर के लिए, बच्चों के लिए समय नहीं होता था और जब घर में रहने के लिए कहा जाता है तो वह ही इनके लिए परेशानी का विषय बन गया। पहले बच्चों-बीवी के लिए समय नहीं था। अब बच्चों-बीवी के साथ समय बिताने में इन्हें कितनी बोरियत हो रही है। ऐसे लोगों का भगवान् ही

मालिक है। यह भी कहा जा रहा है कि अब गरीब मजदूरों का क्या होगा? गरीब मजदूरों के लिए नकली आँसू बहाने वाले जरा यह बताइए कि लाखों की संख्या में पूर्वी उत्तर प्रदेश, बिहार, झारखंड और उड़ीसा के मजदूर महाराष्ट्र, कर्नाटक, तमिलनाडु और गुजरात आदि उन विकसित राज्यों में काम के लिए जाते हैं तो क्या ये दशहरा, दीपावली, भाई दूज और छठ मनाने के लिए घर छुट्टी नहीं जाते। जो हमारे देश भर में नेपाली मजदूर हैं, क्या वे दसईं (दशहरा) मनाने नेपाल नहीं जाते? ये सभी जाते हैं और प्रतिवर्ष जाते हैं और तीन हफ्ते से कम में कोई लौटते भी नहीं है। उन्हें इससे कोई फर्क नहीं पड़ता है। आलोचकों को जरूर फर्क पड़ रहा है। वे यह नहीं समझते हैं कि यदि यह महामारी भारत जैसे देश में फैली, जहाँ कि आबादी इतनी घनी है और चिकित्सा सुविधा की भारी कमी है तो हताहतों की संख्या लाखों में पहुँच जाएगी।

इन आलोचकों की जनता परवाह न करे। जब देश ने मोदीजी पर भरोसा किया है तो सबों को मोदीजी पर ही भरोसा करना है और इस संकट की घड़ी में एकजुट होकर अपने नेता की बात मानने में ही सबों का भला होता है। यह एक युद्ध है और युद्ध बिना सेनापति पर पूर्ण विश्वास के कैसे जीतेंगे? आइए, मोदीजी की बात और उनके मार्ग निर्देशों के अनुसार काम करके आगे बढ़ें। जैसा कि मोदीजी ने विश्वास किया है कि यदि 21 दिनों में हमने कोरोना के संक्रमण की चेन तोड़ दी तो हो सकता है कि फिर हम अपने सामान्य जीवन की ओर लौटने में जल्द ही सफल हो जाएँगे।

□

कैसे मुसकराएँ कोरोना से डरे बच्चे

कोरोना वायरस से सारी दुनिया डरी-सहमी है और इस जहरीले संक्रमण पर देर-सवेर काबू तो पा ही लिया जाएगा। पर इसने फिलहाल तो स्कूल-कॉलेज जाने वाले बच्चों को बुरी तरह से झकझोरकर रख दिया है। वे सहम से गए हैं। वे घर के भीतर कैद हैं। उनकी सामान्य दिनचर्या भी पूरी तरह से प्रभावित हो चुकी है। उनके स्कूल-कॉलेज बंद हैं। फिलहाल निकट भविष्य में इनके खुलने की कोई संभावना भी नजर नहीं आ रही है।

दरअसल कोरोना वायरस से बचाव के लिए शिक्षण संस्थानों को बंद करने से पहले ही इस रोग को लेकर घर और बाहर की सारी चर्चाएँ बच्चे भी सुन रहे

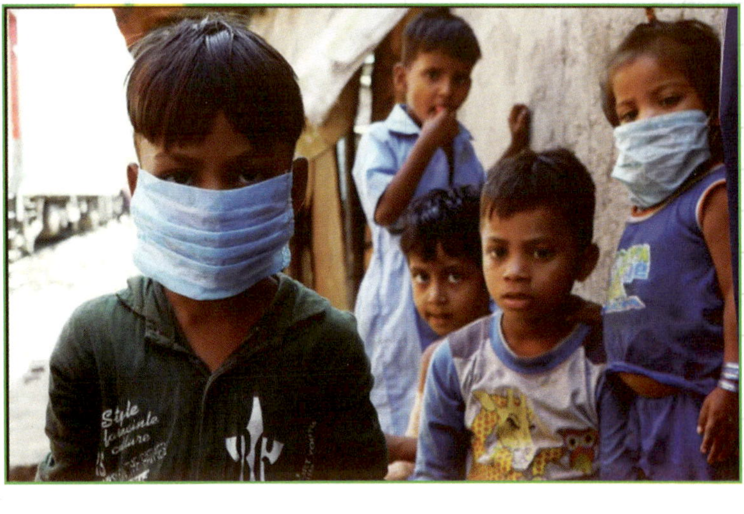

थे। वे रोज इस तरह की खबरें सुन रहे थे कि महामारी का रूप ले चुके कोरोना वायरस की चपेट में हजारों लोग आ चुके हैं। इससे बाल मन परेशान हो गया है। यह स्थिति सारी दुनिया के बच्चों की ही है। यहाँ बात भारत तक सीमित नहीं है। आखिर कोरोना के जाल में तो सारा संसार आ चुका है। इसके संक्रमण के कारण हो रही मौतों ने जब उम्रदराज लोगों को हिलाकर रख दिया है तो बच्चों की मन:स्थिति को समझना मुश्किल नहीं होना चाहिए। वे इसलिए भी घबराए हुए हैं, क्योंकि वे बार-बार सुन रहे हैं कि कोरोना वायरस के इलाज के लिए अभी तक दवा या वैक्सीन बाजार में उपलब्ध नहीं है। इसके साथ ही घर का हरेक सदस्य इन बच्चों को विश्व स्वास्थ्य संगठन और तमाम दूसरे डॉक्टरों की तरफ से मिल रही सलाहें भी दे रहा है। जैसा कि हाथ धोते रहो, छींक और खाँसी के मरीजों के संपर्क में आने से बचो, अपनी आँख, नाक, मुँह में उँगली डालने से परहेज करो आदि-आदि।

निश्चित रूप से इन सब कारणों के चलते बच्चों के चेहरे से मुसकराहट गायब है। उनकी हँसी और मुसकराहट को वापस तो लाना ही होगा। वे अपने माता-पिता, दादा-दादी या परिवार के बाकी बड़े सदस्यों के चेहरे पर आ रही तनाव की लकीरों को देख रहे हैं। इससे वे भी सहमे हुए हैं। आखिर हर जगह तो कोरोना के कारण हो रही मौत की बातें ही चल रही हैं। यह क्रम निर्बाध गति से जारी है।

चूँकि अब बच्चे भी सोशल मीडिया से जुड़े हुए हैं, इसलिए वे फेसबुक, इंस्टाग्राम, व्हाट्सएप आदि पर कोरोना से जुड़ी खबरें, फोटो, मैसेज और अफवाहों को भी देख-पढ़ रहे हैं। यानी नकारात्मक माहौल ही कायम है। कुल मिलाकर कोरोना ने बच्चों को डराया हुआ है। वे खौफ के साए में जी रहे हैं। उन्हें समझ नहीं आ रहा है कि आखिर कोरोना से कब और कैसे पार पाया जा सकेगा? उन्हें इस सवाल का जवाब कहीं से नहीं मिल रहा है। वे क्या उनके बाप-दादा भी कभी इस स्थिति से गुजरे नहीं हैं। इन निराशाजनक हालातों में आग में घी डालने का काम वे सच्ची-झूठी खबरें और तसवीरें भी कर रही हैं, जो मुख्य रूप से चीन या इटली से आ रही हैं। इन देशों में कोरोना कहर बनकर टूट पड़ा है। इनमें हजारों लोग कोरोना के कारण मारे भी जा चुके हैं। इन सबको ये बच्चे सोशल मीडिया पर देख रहे हैं।

इन डरे-सहमे बच्चों को कैसे इस गंभीर मानसिक संकट से निकाला जाए? यह करना परम आवश्यक है। इस दिशा का पहला चरण यह हो सकता है कि अपने बच्चों से कोरोना के संबंध में ज्यादा बात ही न की जाए। अभिभावक यह

सुनिश्चित करें कि बच्चों की मौजूदगी में कोरोना के विषय को छुआ भी न जाए। अगर बात चालू हो भी तो बस उन्हें इतना ही कहा जाए कि कोरोना से हम जीतने जा रहे हैं। इस संक्रमण की दवा भी जल्दी खोज ली जाएगी। इससे बच्चों में पॉजिटिव फीलिंग आएगी। उन्हें लगेगा कि कोरोना को मात दी ही जाने वाली है। वे बेबसी की स्थिति से उबर सकेंगे। टी.वी. चैनलों पर बच्चों को 'रामायण' और 'महाभारत' दिखाइए। फिर वे उसी के बारे में बातें करेंगे। उन्हें लगेगा कि अब उनके स्कूल-कॉलेज खुलने ही वाले हैं। कोरोना संक्रमण के इलाज के लिए वैसे भी विश्व स्तर पर प्रयास तो हो ही रहे हैं। उन्हें बताइए कि चिंता करने की कोई वजह नहीं है।

यदि वे कुछ पूछें भी तो उन्हें बताइए कि जनसंख्या घनत्व के हिसाब से भारत में प्रतिवर्ग किलोमीटर इसका प्रभाव अन्य देशों के बजाय नगण्य है। इसी बहाने उनकी भूगोल की क्लास लीजिए। जब तक स्कूलों-कॉलेजों में अवकाश है, तब तक घरों में रहकर पढ़िए, लिखिए और मस्त रहिए। बच्चों के साथ खेलिए। आप इस बात को इस तरह से भी समझ सकते हैं कि जैसे आप बस में पीछे बैठे-बैठे यदि रास्ते के हर मोड़, अवरोध, पत्थर, टक्कर को देखते जाएँगे और प्रतिक्रिया देते जाएँगे तो आप तो चिंतित-परेशान होंगे ही, ड्राइवर को पूरी एकाग्रता से अपना काम नहीं करने देंगे। अगर आपको अपने बच्चे से कोरोना के मसले पर बात करनी ही पड़े तो उसे संक्षिप्त और हमेशा सकारात्मक रखिए। निश्चय ही यह सब करने से परिणाम बेहतर ही आएँगे। चूँकि इन दिनों घरों में माँ-बाप और बच्चे सब साथ-साथ हैं, इसलिए बेहतर होगा कि सब मिल-बैठकर इत्मीनान से कैरम या अंत्याक्षरी खेलें। नई-पुरानी कॉमेडी फिल्में देखें। इस समय भी सामाजिक फिल्में देखें। इससे आपका समय मजे-मजे में कट जाएगा और दूसरा यह कि बच्चे कोरोना के जाल से निकलकर कुछ और सकारात्मक सोच सकेंगे। इस तरह के अवसर बहुत कम आते हैं, जब घर में सारा परिवार इकट्ठा हो। मेरी बड़ी पोती को पढ़ने का शौक है। मैं उसे उसके लिए प्रोत्साहित करता हूँ। अच्छा गाना गाती है तो तारीफ करता हूँ। छोटी पोती और पोते को पेंटिंग का शौक है। मैं उनको उसके लिए प्रोत्साहित करता हूँ और वे दिन भर उसी में लगे रहते हैं, इसलिए इस अवसर का लाभ उठाएँ। वैसे भी आजकल की दौड़ भरी जिंदगी में अपनों के साथ समय गुजारने के मौके तो कम ही मिलते हैं। बच्चों के समर वेकेशन के समय भी उनके माता-पिता दफ्तरों में ही जा रहे होते हैं। उन्हें बच्चों के साथ समय बिताने का मौका कम ही मिलता है। तो कोरोना के बहाने हम सबको अपने परिवार के

साथ बैठने का बेहतरीन अवसर तो मिला ही हुआ है तो इसका लाभ उठाइए। मैं और मेरी पत्नी नवरात्रि में लगे हैं। सुबह-शाम की आरती में बच्चे शामिल हो ही जाते हैं। बड़ा आनंदमय वातावरण रहता है।

फिलहाल तो बच्चे घरों से बाहर नहीं जा पा रहे हैं। वे अपने दोस्तों-सहेलियों से भी मिल नहीं पा रहे हैं। इस समय अभिभावकों को ही उनका दोस्त बन जाना चाहिए। उनसे खूब गपशप करनी चाहिए। ये सब करके हम अपने बच्चों को फिर से हँसता हुआ देखने लगेंगे।

□

भाग चले प्रवासी मजदूर

जब सारी दुनिया कोरोना वायरस से थर–थर काँप रही है, तब हमारे सामने एक अन्य बेहद विषम परिस्थिति अचानक उत्पन्न हो गई है। इसके कारण कोरोना के खिलाफ लड़ी जा रही जंग भी अचानक से कमजोर पड़ती नजर आ रही है। दरअसल देश में लॉकडाउन की घोषणा होने के दूसरे दिन से ही राजधानी दिल्ली समेत देश भर के राज्यों से प्रवासी मजदूर अपने गाँवों की तरफ पलायन करने लगे हैं। चौबीस घंटों में ऐसा क्या हो गया कि लाखों मजदूर और उनके परिवार एकदम से भयाक्रांत हो उठे। यह अफवाह कैसे फैली कि अब उनका काम हुआ खत्म। तुरंत गाँव जाकर ही किसी तरह अपने और अपने परिवार का पेट पालना होगा।

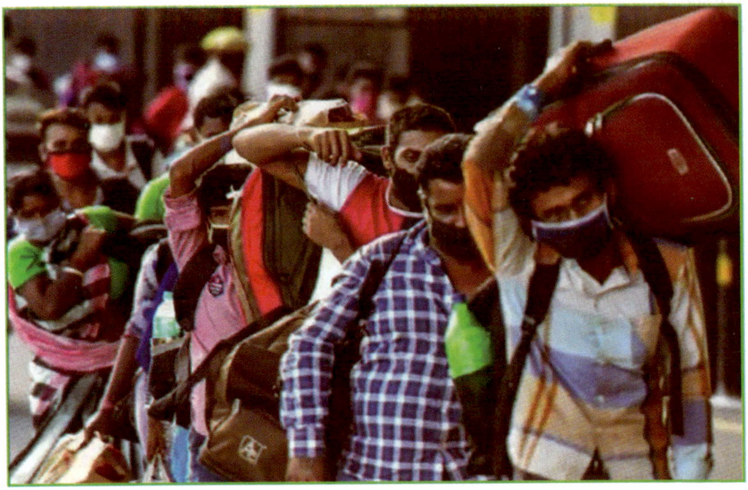

सबसे ज्यादा विकट स्थिति देश की राजधानी दिल्ली की है। धौला कुआँ और आनंद विहार के रास्ते हजारों प्रवासी श्रमिक अपने गाँवों की तरफ जुलूस की शक्ल में पैदल ही चले जा रहे हैं। यह परिस्थिति एकाएक क्यों उत्पन्न हो गई? फिलहाल इस संबंध में पुख्ता तौर पर कुछ भी कहना तो सही नहीं होगा। प्रधानमंत्री नरेंद्र मोदी ने विगत 24 मार्च को 21 दिन के राष्ट्रव्यापी बंद की घोषणा की थी, जिसके बाद सड़क, रेल और हवाई यातायात सहित सभी तरह का परिवहन बंद हो गया। उनका साफ कहना था कि तीन हफ्ते का लॉकडाउन किए बगैर बात ही नहीं बनेगी। यानी देश में कोरोना के खतरे को फैलने से बचाना कठिन होगा। उनके आह्वान के बाद देश भर में सारा कामकाज बंद हो गया। गृहमंत्री अमित शाह ने भी सभी मकान मालिकों से एक माह का किराया मजदूरों से न लेने की अपील की और कारोबारियों को पूरे महीने का वेतन देने को कहा, चाहे मजदूर काम पर आए हों या अनुपस्थित रहे हों। लेकिन सरकारी अधिकारियों से चूक यह हुई कि उन्होंने तत्काल कोई योजना ही नहीं बनाई, न ही कोई सार्वजनिक घोषणा की, जो मकान मालिक किराये की आमदनी पर ही जी रहे हैं, उनका क्या होगा? जिन छोटे कारोबारियों के सामर्थ्य में सारे स्थायी और ठेके पर काम करने वाले कर्मचारियों और मजदूरों के वेतन का भार उठाना संभव ही नहीं था, उन्होंने कारोबार रोककर सारे मजदूरों से जगह खाली करने और घर वापस जाने को कहा। किसी ने तो विनम्रता से अपनी मजबूरी जताई तो ज्यादातर मकान मालिकों और फैक्टरी मालिकों ने सख्ती का ही इस्तेमाल किया। यही वक्त था, जब उन्हें तत्काल रोकने की जरूरत थी और वित्त मंत्रालय और श्रम मंत्रालय को भी तत्काल इस समस्या पर सोचना चाहिए था कि इन करोड़ों ठेका मजदूरों का क्या होगा, जिनमें ज्यादातर गरीब हैं और दिन भर कमाते हैं तो शाम को रोटी बनती है।

इसका मतलब यह तो नहीं था कि दिहाड़ी मजदूरों का सरकार द्वारा खयाल नहीं किया जाता। सरकार इनके लिए भी कुछ-न-कुछ करती जरूर। पर इन दिहाड़ी मजदूरों को लगा कि अब इनके लिए दिल्ली में कुछ बचा ही नहीं। फिर तो इन्होंने विभिन्न राज्यों में खासकर पूर्वांचल प्रदेशों में स्थित अपने गाँवों की ओर पलायन शुरू कर दिया। परिवहन के अभाव में बड़ी संख्या में ये लोग पैदल ही सैकड़ों किलोमीटर दूर अपने घर वापस जा जाने को तैयार हो गए। दिल्ली सरकार के स्थानीय अधिकारियों को इन्हें जहाँ सड़क पर आने से रोकना था, वहीं यह पता है कि इन्होंने अपनी जीपों में लगे लाउडस्पीकरों पर घोषणा की कि बसें दिल्ली सीमा पर लगी हैं, जिनको अपने गाँव जाना है, जाएँ। स्वाभाविक तौर पर केंद्र सरकार को

उम्मीद थी कि कोरोना वायरस के बढ़ते संक्रमण को देखते हुए लॉकडाउन करने के बाद लोग अपने घरों में ही रहेंगे। पर इधर तो स्थिति बिल्कुल उलट हो गई, क्योंकि हजारों की संख्या में दिहाड़ी मजदूर घरों से बाहर निकल पड़े और स्थानीय अधिकारियों ने इन्हें रोकने के बजाय उन्हें दिल्ली-यू.पी. सीमा पर जाने को कहकर गुमराह किया। यह निश्चित रूप से एक अत्यंत ही गैर-जिम्मेदाराना कृत्य था, जिसके लिए ऐसे सभी अफसरों को चिह्नित कर कठोर दंड देना चाहिए।

अब सरकार के पास विकल्प ही क्या बचा है ? मोटा-मोटी सरकार अब यही कर सकती है कि इन गरीब मजदूरों को वे अभी जहाँ हैं, वहीं आइसोलेशन में रहने की जगह दिलवा दे। ये सब अभी हाईवे पर हैं। हाईवे से कोई बहुत दूर नहीं होते हैं रेलवे स्टेशन। चूँकि रेलवे की सेवाएँ फिलहाल ठप हैं, इसलिए इन प्रवासी मजदूरों को स्टेशनों पर ट्रेनों में रखा जा सकता है। सब स्टेशनों पर ट्रेनें खड़ी हैं। वहाँ पर ही इनके लिए भोजन आदि की व्यवस्था हो सकती है। ट्रेनों में शौचालय भी होता है, बिजली पंखा भी; इसलिए ट्रेन के डिब्बों को आइसोलेशन सेंटर बनाया जा सकता है। चूँकि रेलवे के पास अपना बहुत ही विशाल और उम्दा इंफ्रास्ट्रक्टर है, इसलिए सरकार रेलवे के संसाधनों का फिलहाल लाभ उठा सकती है। आज रेलवे मंत्रालय ने इस संबंध में पहल भी की है। फिलहाल इसके अतिरिक्त इन्हें बंद स्कूलों और कॉलेजों में भी आइसोलेट किया जा सकता है। इन्हें किसी भी हालत में गाँवों की ओर कूच करने से तो रोकना ही होगा, क्योंकि इनमें से यदि एक भी संक्रमित अपने गाँव में चला गया तो पूरे गाँव भर में ही संक्रमण फैला देगा। मैं यह इसलिए कह रहा हूँ कि मैं जानता हूँ कि इन्हीं मजदूरों में कारोबारियों और फैक्टरी मालिकों के व्यक्तिगत स्टाफ जैसे कुक, ड्राइवर, सफाई कर्मचारी, माली आदि भी हैं।

एक बात यह भी लग रही है कि इन प्रवासी मजदूरों को किसी स्तर पर पूरी तरह षड्यंत्रपूर्वक उकसाया गया कि वे लॉकडाउन के दौरान दिल्ली या अन्य शहरों से अपने गाँवों की ओर निकल लें। यदि वे यहाँ पर रहे तो भूख से मर जाएँगे। वरना एक साथ हजारों की संख्या में मजदूर सड़कों पर तो कभी नहीं उतर सकते थे। इसकी गहन जाँच होनी चाहिए। ये गरीब तो रोग से भी नहीं डरते। अगर डरते तो नरक जैसी झुग्गियों में नहीं रहते, जहाँ से शायद आप गुजरना भी पसंद न करें। वे सिर्फ भूख से डरते हैं। यही भूख उन्हें उनके अपने गाँव के सुंदर परिवेश और परिवार से दूर नरक जैसी दुनिया में रहने को मजबूर कर देती है। यही उनका पेट भर रोटी का सपना टूटा है या तोड़ दिया गया है और वे चल पड़े हैं मौत से बिना डरे उस जगह को, जिससे उनकी नाल जुड़ी हुई है।

आप सरकारों की लाख कमियाँ निकालें या उन्हें बुरा-भला कहें, पर ये किसी को राम भरोसे तो छोड़ती नहीं हैं, हालाँकि दिल्ली की अरविंद केजरीवाल सरकार को जरूर ऐसे प्रयास करने चाहिए थे कि इन्हें अपने घरों से निकलने से रोका जाता। पर हुआ बिल्कुल उलटा, केजरीवाल सरकार इस मोर्चे पर तो जरूर फेल हुई। स्थितियाँ जैसी उत्पन्न हुईं, उससे तो यही कहा जा सकता है कि लॉकडाउन के मद्देनजर अपने गाँव लौटने को मजबूर हुए इन मजदूरों के लिए केंद्र और राज्य सरकारें लगातार जरूरी कदम नहीं उठा रही थीं? बेशक, उनके लिए खाने-पीने का इंतजाम करने की हरसंभव कोशिश की जा रही है। फिर भी राजधानी दिल्ली में मजदूर रुकने को तैयार क्यों नहीं हैं? इन्हें तो अपने गाँवों में जाने की ही जिद और जल्दी है। यही वजह है कि ये हजारों की संख्या में सड़कों पर आ गए हैं।

अब चूँकि सारे देश में बंद वाली स्थिति है तो इन्हें बीच रास्ते में खाने-पीने की वस्तुएँ कहाँ मिलेंगी? राशन मिलने में भी दिक्कत है और पहुँचाने में तो और भी भारी दिक्कत है। इन्हें रात को सोने के लिए कौन अपने घर में जगह देगा? इन्हें बीच रास्ते में कोई मंदिर, गुरुद्वारा या कोई और धार्मिक स्थान भी नहीं मिलेगा, जहाँ पर ये रात गुजार सकें। ये सब-के-सब भी बंद हैं। इन सबके साथ छोटे-छोटे बच्चे भी हैं। वे कैसे इतना लंबा रास्ता तय कर सकेंगे?

अब तो ऐसी खबरें आ रही हैं कि जब गाँव वाले पैदल चलकर अपने गाँव पहुँचे तो गाँव वालों ने गाँव की सीमा में घुसने ही नहीं दिया। पुलिस के बीच-बचाव पर इन्हें दो-तीन हफ्ते आइसोलेशन में रखा गया। तो फिर इन मजदूरों को सरकारी मेहमान बनना ही बेहतर है, न कि अपने ही गाँव में जाकर बेइज्जत होना।

बहरहाल, इन प्रवासी मजदूरों ने अपनी दर्दनाक हालत की जानकारी तो सबको दे ही दी है। शहरी मिडिल क्लास और धनी हिंदुस्तानियों को क्या पता कि इन किस्मत के मारों को जीवन में रोज ही कितने कष्ट झेलने पड़ते हैं। इन्हें क्या पता कि दिहाड़ी मजदूर अब भी रोज राशन खरीदकर खाता है। एक बेलदारी करने वाला अधिकतम छह सौ रुपए रोज कमाता है। दिहाड़ी मजदूर तो तीन सौ से चार सौ। हालाँकि वह राशि रोज मिलने की कोई गारंटी भी नहीं है। ज्यादातर हफ्ते में एक बार। चार लोगों के परिवार के लिए दो किलो आटा, पाव भर रिफाइंड तेल साथ में सब्जी-भाजी, दाल, चावल, चीनी-चाय की पत्ती, मसाला आदि को खरीदने में उसकी औसत दिहाड़ी समाप्त हो जाती है। रसोई को रोज चलाने और पेट भर खाने के लिए पूरे परिवार को कमाना पड़ता है और उसमें पान, बीड़ी, सिगरेट का खर्च अलग। बीमारी में तो और भी मुश्किल। गाँव में रहने वालों से रिश्तेदारी-नातेदारी

भी निभानी पड़ती है। आखिर बच्चों के शादी–ब्याह तो वहीं उसी गाँव से करने होते हैं उन्हें। ऐसे में इक्कीस दिनों के लॉकडाउन ने इन्हें हिलाकर रख दिया। इन्हें लगा कि अपने गाँव जाने के अतिरिक्त रास्ता ही क्या है ?

यह ठीक है कि स्थिति अभी तो बहुत ही खराब है, पर इसे और खराब होने से बचाने के लिए सरकार और समाज को मिलकर आगे तो आना ही होगा। अफसरों को भी अफसरी छोड़कर सेवा भाव से काम करना होगा। इन प्रवासी मजदूरों को यह नहीं लगना चाहिए कि वे मात्र वोट बैंक हैं।

□

कोरोना से लापरवाही

आज कोरोना से जारी महायुद्ध में देश भर में चल रहे लॉकडाउन का 9वाँ दिन था। अभी तो हम आधी दूरी भी नहीं तय कर पाए हैं, लेकिन कई स्थानों से ऐसी खबरें आ रही हैं कि जहाँ-तहाँ बिना वजह भीड़ भी इकट्ठा हो जा रही है। छतों पर भी नमाज पढ़ने के लिए लोग इकट्ठे हो जाते हैं। और तो और, कहीं मेडिकल टीम को पत्थर मारकर भगा दिया जाता है। यह भी खबर सुनने में आई है कि तबलीगी जमात के लोग आइसोलेशन वार्डों में बिना पाजामा पहने घूम रहे हैं और मेडिकल कर्मचारियों से बदतमीजी भी कर रहे हैं। सभी घटनाएँ दु:खद भी हैं और क्षोभ कारक भी।

यह समझना चाहिए कि जिस कोरोना की महामारी की लड़ाई से इटली, ईरान, अमेरिका, स्पेन तक हार चुके हैं, उससे हम महायुद्ध मजबूती से जारी रखे हुए हैं।

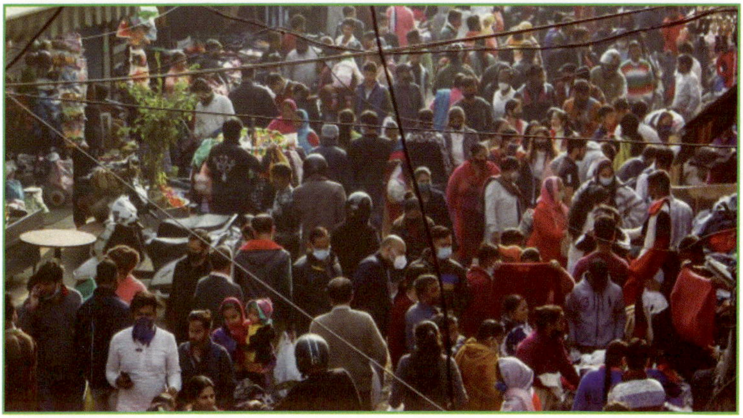

यदि देश की जनसंख्या और प्रति किलोमीटर जनसंख्या के घनत्व को समझें तो भारत का जो कोरोना युद्ध है, वह अब तक विश्व में सबसे बेहतरीन रहा है। यह मात्र इसी के कारण हुआ है कि आज हमारे सौभाग्य से देश में नरेंद्र मोदी जैसे समझदार और देश की 130 करोड़ की जनता की भावनाओं को समझने वाले प्रधानमंत्री हैं। जब नरेंद्र मोदीजी सोशल डिस्टेंसिंग की बात करते हैं तो अपने निजी हित के लिए थोड़े कह रहे हैं। यह तो कोरोना के वायरस के संक्रमण की चेन को ब्रेक करने के लिए कह रहे हैं, जिससे कि वायरस फैलने से रुके और फिर धीरे-धीरे देश में आया हुआ वायरस समाप्त हो जाए, लेकिन कुछ लोग ऐसे हैं, जो प्रधामनंत्री की बातों को न मानकर अपनी ही मनमानी चलाने पर आमादा हैं, जो सर्वथा गलत है। आपातकालीन स्थिति में ऐसा करना एक राष्ट्रविरोधी हरकत है, जिससे सख्ती से निपटना ही होगा।

आज प्रधानमंत्री ने राष्ट्र के नाम अपने संबोधन में पाँच अप्रैल की रात्रि 9 बजे 9 मिनट के लिए दीपक, मोमबत्ती या मोबाइल टॉर्च की रोशनी जलाने का आह्वान किया। इस दौरान सोशल डिस्टेंसिंग का सख्ती से पालन करने को कहा। इससे कोई कोरोना भाग नहीं जाएगा, लेकिन इससे देश एकजुट है, यह सिद्ध जरूर होगा। फ्लैटों में बंद रहनेवाले को भी यह लगेगा कि वे अकेले नहीं हैं। उनके साथ करोड़ों बाकी लोग भी हैं, जो उन्हीं की तरह कष्ट झेल रहे हैं, लेकिन इस महायुद्ध के सेनापति और देश के प्रधानमंत्री नरेंद्र मोदी के साथ वे खड़े हैं। किसी भी युद्ध में सेना के सेनापति के साथ खड़ा होना परम आवश्यक होता है। आज इस महामारी के खिलाफ जो युद्ध देश भर में लड़ा जा रहा है, उसमें प्रधानमंत्री नरेंद्र मोदी इस महायुद्ध के एकमात्र सेनापति हैं। बाकी सारे 130 करोड़ देशवासी उनके सैनिक हैं। अब उसमें से दो-चार सैनिक यदि यह कहें कि ऐसा नहीं होना चाहिए तो वे अपने सेनापति की आज्ञा का उल्लंघन कर रहे हैं और दंड के भागी बन रहे हैं। प्रधानमंत्री की बातों पर राजनीति होना, अनर्गल बयानबाजी करना अत्यंत ही दुःखद है। आप राष्ट्रीय आपदा में भी एकजुट नहीं रह सकते, यह तो शर्मनाक बात है।

सोनियाजी, राहुल गांधी और उनके छुटभैये नेता यह कह रहे हैं कि यह तो पहले हो जाना चाहिए था। लॉकडाउन में देरी हो गई। अरे भाई, आप जरा पूछिए कि माननीया सोनियाजी अपनी मातृभूमि की तरफ भी देखें। माननीय राहुल गांधीजी अपने ननिहाल की ओर भी देखें। इटली ने क्या किया? इटली की तो मेडिकल सर्विसेज विश्व की दूसरी सबसे अच्छी मेडिकल सर्विसेज है। उसने क्या किया, क्यों इतने लोग मरे? वहाँ क्यों नहीं लॉकडाउन हुआ? अमेरिका, जिसकी मेडिकल

सर्विसेज सबसे अच्छी है, वहाँ क्या हुआ? स्पेन, जो सबसे सुंदर देश है, वहाँ क्या हुआ? बातें करना तो बहुत आसान है, लेकिन उसको अमल में लाना बहुत ही दिक्कत का काम होता है। पहले लॉकडाउन कर देते तो यही लोग जल्दी लॉकडाउन की आलोचना करते नजर आते। लोग कहते कि पहले ही इमरजेंसी लगाई जा रही है। इसकी जरूरत नहीं है। अरे भाई, जब इटली, स्पेन और अमेरिका नहीं कर रहे हैं तो यहाँ चीन जैसी तानाशाही हो गई। आलोचना करने वालों को तो आलोचना करने का कोई बहाना होना चाहिए।

लेकिन यह गलत बात है, क्योंकि देश में युद्ध की स्थिति है और युद्ध की स्थिति में कोई भी युद्ध के खिलाफ बोलने वाला व्यक्ति राष्ट्रद्रोही होता है और उसके साथ राष्ट्रद्रोही जैसा ही व्यवहार होना चाहिए। यदि ये लोग चेतेंगे नहीं तो जनता इन्हें ऐसा दरकिनार करेगी कि इन्हें ढूँढ़ते रह जाओगे।

अब थोड़ी बात कर लेते हैं तबलीगी जमात पर भी। यह सिरफिरी जमात धार्मिक प्रचार के नाम पर सर्वथा अधर्म का काम कर रही है। योजनापूर्वक देश के कोने-कोने में कोरोना फैला रहे हैं और सरकारी आदेशों की अवहेलना के लिए लोगों को प्रेरित कर राष्ट्रद्रोह की भावना को फैला रहे हैं। ये इतने अभद्र लोग हैं कि जो आइसोलेशन वार्ड में भी बिना पैंट-पाजामा पहने हुए घूमते रहते हैं। जहाँ-तहाँ थूकते रहते हैं। बीड़ी-सिगरेट पीते रहते हैं और महिला स्वास्थ्यकर्मियों से भी बदतमीजी से पेश आते हैं। इन्हें तो सख्त-से-सख्त सजा देनी चाहिए। इनकी जगह आइसोलेशन वार्ड नहीं है। इनकी जगह जेल है और जेल में भी बंद कमरे के सेल हैं, जहाँ एक कैदी को एक कमरे में ही रखा जाता है; क्योंकि इसके धर्मगुरु मौलाना साद ने इन्हें यही शिक्षा दी है कि सभी मसजिदों में इकट्ठे होकर रहो, नहीं तो इसलाम खतरे में पड़ जाएगा। जबकि भारत में ऐसी कोई बात ही नहीं है। इस देश में तो लगभग 20 करोड़ मुसलमान रहते हैं और तबलीगी जमात की संख्या तो कुछ लाखों में है, लेकिन फिर भी ये अपने को 20 करोड़ मुसलमानों का प्रतिनिधि बताते हैं, जो सर्वथा गलत और झूठा दावा है। इनके नेता मौलाना साद तो यू-ट्यूब के अपने भाषण में कहते नजर आते हैं कि यदि कोरोना से मरना ही है तो इसके लिए मसजिद ही सबसे अच्छी जगह है। यदि डॉक्टर को दिखाना है तो सिर्फ मुसलमान डॉक्टर को ही दिखाओ। ऐसे कट्टर तबलीगियों से कट्टरता से ही निपटना चाहिए। मुझे तो आश्चर्य यह होता है कि इस जमात को पूर्ववर्ती सरकारों ने सबकुछ जानते हुए भी पनपने क्यों दिया, इनसे तो पहले से ही सख्ती से निपटना चाहिए था।

ऐसा नहीं है कि इन्होंने भारत में ही यह समस्या उत्पन्न की है। मलेशिया और पाकिस्तान जैसे इसलामिक देश भी इनसे त्रस्त हैं। फरवरी के अंत में इन्होंने मलेशिया में एक बड़ा समारोह किया और उसी सम्मेलन से निकलकर बहुत सारे तबलीगी नई दिल्ली के निजामुद्दीन मरकज में भी पहुँचे। मलेशिया के स्वास्थ्य मंत्री का यह बयान आया है कि मलेशिया में कोरोना फैलाने में तबलीगियों का बहुत बड़ा हाथ है। पाकिस्तान के लाहौर में भी इन्होंने सम्मेलन किया और पाकिस्तान भी अब यह कह रहा है कि पाकिस्तान में कोरोना फैलाने में तबलीगी जमात का बहुत बड़ा हाथ है। तो क्यों नहीं ऐसी जमात को समूल नष्ट करने पर सरकार विचार कर रही है। ऐसी राष्ट्रद्रोही हरकत करने वालों के लिए तो सख्त-से-सख्त और त्वरित सजा का प्रावधान होना चाहिए। बिल्कुल भी देरी नहीं होनी चाहिए। स्पेशल कोर्ट बनाकर इनको सख्त-से-सख्त सजा दी जाए। यह मरकज, जो तबलीगियों को प्रशिक्षण देता है, इसको पूर्ण रूप से सदा के लिए प्रतिबंधित कर देना चाहिए।

आज जिन नेताओं ने मोदीजी के राष्ट्र के नाम संबोधन के ऊपर राजनीति करनी शुरू की है, उनसे मैं पूछना चाहता हूँ कि 28 मार्च से लेकर अभी तक तबलीगी जमात के हजारों लोगों ने जिस तरह से कोरोना वायरस को देश भर में फैलाया, उस पर उनका क्या विचार है? उस पर उनकी जुबान क्यों बंद है? इन तबलीगी जमात को पूर्ववर्ती सरकारों ने बढ़ने क्यों दिया? पनपने क्यों दिया? संरक्षण क्यों दिया? इस पर भी तो वे बोलें। यह बहुत गंभीर स्थिति है और इस गंभीर स्थिति को गंभीरता से लेने की जरूरत है। नहीं तो इस देश में कैसा संकट आएगा और कैसे यह देश बिखरेगा, कितने साल पीछे चला जाएगा, यह कल्पना भी ये छुटभैये नेतागण नहीं कर पा रहे हैं। जब चीन, इटली, स्पेन, ईरान और अमेरिका इस युद्ध से लगभग हार चुके हैं और हमारे अपने लोग ही जीतते युद्ध को हराने में लगे हुए हैं, इससे ज्यादा दुर्भाग्यपूर्ण क्या हो सकता है?

28 तारीख से पूर्व तक हमारी स्थिति बिल्कुल ठीक थी, लेकिन जब से तबलीगी मरकज ने अंडमान से लेकर मणिपुर और अरुणाचल प्रदेश से लेकर बंगाल तक अपने जमातियों को योजनापूर्वक भेजकर कोरोना फैलाया, इसके पीछे क्या षड्यंत्र है, इसकी भी गहन जाँच होनी चाहिए और इन राष्ट्रद्रोहियों के ऊपर सख्त-से-सख्त काररवाई होनी चाहिए, ताकि ऐसा सबक इन्हें सिखाया जाए कि फिर इनकी आगे आने वाली पीढ़ियों में भी इस तरह की राष्ट्र विरोधी गुस्ताखी करने से पहले उनके शरीर में सिहरन पैदा हो और उनकी रूह काँप उठे।

□

घुटनों के बल दुनिया

कोरोना वायरस के असर से अब संसार का कोई भी देश बचा नहीं है। कोरोना वायरस ने सच में सारी दुनिया को घुटनों पर लाकर खड़ा कर दिया है। हर जगह कोरोना से रोज हजारों मौतें हो रही हैं। दुनिया इस वायरस के असर के कारण डरी-सहमी है। पर इसका एक दूसरा पहलू यह भी है कि अमेरिका, जापान, दक्षिण कोरिया और चीन, जहाँ से इस वायरस की उत्पत्ति मानी जा रही है और अन्य कई विकसित देशों के पेशेवर मैनेजर मल्टीनेशनल कंपनियों के भारत में रहने वाले हजारों नागरिक अपने को यहाँ पर अपने खुद के देश के बजाय ज्यादा सुरक्षित महसूस कर रहे हैं। फिलहाल ये अपने देशों में वापस

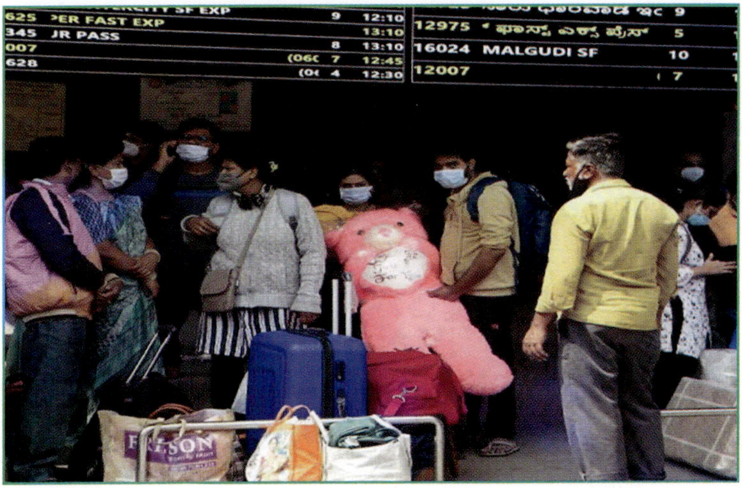

जाने के लिए भी तैयार नहीं हैं। विमान की और मुफ्त सफर की व्यवस्था के बावजूद आनाकानी कर रहे हैं।

अगर बात अमेरिका से शुरू करें तो वहाँ पर रोज बड़ी संख्या में लोग कोरोना के कारण अपनी जान गँवा रहे हैं। अपने को सर्वशक्तिमान समझने वाले अमेरिका की दर्दनाक स्थिति अब तो इतनी खराब हो गई है कि भारत में रहने वाले करीब चार-साढ़े हजार अमेरिकी नागरिक अपने देश में फिलहाल वापस जाना ही नहीं चाहते। ये दिल्ली, मुंबई, चेन्नई, बेंगलुरु, हैदराबाद, पुणे जैसे महानगरों में रहते हैं। ये भारत में किसी मल्टीनेशनल कंपनी के मुलाजिम हैं या फिर अपना कोई कारोबार करते हैं। इसके अलावा इनमें अमेरिकी एंबेसी में अमेरिकी राजनयिक हैं, जो स्वदेश लौटने की अपनी पहले से तय छुट्टियाँ कैंसिल करवा रहे हैं।

हालाँकि अमेरिकी सरकार दुनिया के कुछ खास देशों में फँसे अपने नागरिकों को निकालने और अमेरिका में फँसे विदेशी नागरिकों को वापस भेजने की कवायद में जुटी हुई है, लेकिन भारत में इस समय रह रहे अमेरिकी नागरिकों को भारत में ही रहने में अपनी और अपने परिवार की भलाई नजर आ रही है। उन्हें लगता है कि भारत उनके अपने देश की तुलना में कोरोना से कहीं अधिक बेहतर तरीके से लड़ रहा है। अमेरिका में कोरोना वायरस के कारण मरने वालों का आँकड़ा तो अब चीन से भी कहीं ज्यादा अधिक हो गया है। वहाँ पर सरकार से लेकर वैज्ञानिकों को कुछ समझ में ही नहीं आ रहा कि इस वायरस को किस तरह से मात दें। अमेरिका में अबतक लगभग 28,300 से ज्यादा मौतें हो चुकी हैं। जबकि चीन में इस कारण 3,309 लोगों की मौत हुई है। अमेरिका में सबसे अधिक लगभग 15,000 मौतें सिर्फ न्यूयॉर्क में हुई हैं, जबकि न्यू जर्सी में और वाशिंगटन में भी हजारों लोगों की मौतें हुई हैं। अब खुद अंदाजा लगा लें कि अमेरिका के तीन सबसे खासमखास शहरों में हालात कितने बिगड़ चुके हैं।

कहना न होगा कि अपने देश से आ रही इन डरावनी खबरों के कारण भारत में रहने वाले अमेरिकी नागरिकों को अब भारत ही प्यारा लग रहा है। इधर ये अपने परिवारों के साथ अपने को पूरी तरह सुरक्षित महसूस कर रहे हैं। इस बीच, अमेरिका के राष्ट्रपति डोनाल्ड ट्रंप भी चेतावनी पूर्ण लहजे में कह चुके हैं कि उनके देश के लिए आने वाले दो सप्ताह बेहद चुनौतीपूर्ण होंगे। यानी वे भी परोक्ष रूप से मान रहे हैं कि उनके देश में हालात पहले से ज्यादा बेकाबू होने जा रहे हैं। इसके विपरीत भारत में कोरोना वायरस का असर अब धीरे-धीरे ही सही, काबू में हो रहा है, हालाँकि हमें भी अभी लंबी लड़ाई लड़नी है।

राजधानी दिल्ली में और मुंबई में अमेरिकन स्कूल में भारत में रहने वाले हजारों अमेरिकी नागरिकों के बच्चे पढ़ रहे हैं। ये स्कूल लगभग 50 सालों से चल रहे हैं। इनमें अमेरिकी राजनयिकों के साथ–साथ भारत में रहने वाले अन्य अमेरिकियों के बच्चे भी पढ़ते हैं। अन्य अमेरिकियों से मतलब उनसे है, जो किसी अंतरराष्ट्रीय संस्था या फिर किसी मल्टीनेशनल कंपनी में काम करते हैं या भारत में अपना व्यवसाय करते हैं।

अमेरिकन स्कूल के शिक्षक तथा अमेरिकी दूतावासों और मुंबई, चेन्नई, बेंगलुरु, हैदराबाद, चेन्नई में कॉन्सुलेटों के राजनयिकों के लिए हर साल गुड फ्राइडे से लेकर पूरी गरमी दो महीने की छुट्टी मनाने का बड़ा माकूल अवसर माना जाता था। हर वर्ष कई–कई महीनों पहले से कौन छुट्टी मनाने स्वदेश अमेरिका जाए और कौन भारत की गरमी झेलने के लिए यहीं पड़ा रहे, इसकी होड़ मची रहती थी। इस बार स्थिति उलटी है। छुट्टी कैंसिल कराने वालों की लाइन लगी हुई है। सभी अपनी गरमियाँ भारत में ही मनाने के इच्छुक हैं। नाम न बताने की शर्त पर वे खुलेआम कहते हैं कि उन्हें मोदी के नेतृत्व पर भरोसा ज्यादा है।

सिर्फ अमेरिका के ही नागरिक नहीं बल्कि दिल्ली, नोएडा, गुरुग्राम में हजारों जापानी नागरिक भी आराम से रह रहे हैं। सिर्फ इन तीन शहरों में ही लगभग 5 हजार के आसपास जापानी कामकाज कर रहे हैं। यकीन मानिए कि प्रधानमंत्री नरेंद्र मोदी की अपील के बाद जब देश के कोने–कोने में लोग जनता कर्फ्यू के बाद ताली–थाली बजा रहे थे, तब उनका साथ यहाँ पर रहने वाले जापानी नागरिक भी खुलकर दे रहे थे। इसके बाद कोरोना वायरस के खिलाफ एकजुटता का संदेश देने के लिए जब देशवासियों ने घर की लाइट बंद रखी थी और दीये, मोमबत्ती, टॉर्च या मोबाइल फोन की फ्लैशलाइट जलाकर रोशनी की थी, तब भी यहाँ रहने वाले जापानी उनके साथ मिलकर दीये जला रहे थे। यानी ये भारत में रहकर भारतीय प्रधानमंत्री के हर आह्वान का साथ दे रहे हैं। ये जापानी नागरिक भारत के उज्ज्वल भविष्य को लेकर बेहद आशावादी हैं। उन्हें लगता है कि नरेंद्र मोदीजी के नेतृत्व में अब भारत को विकास के रास्ते पर जाने से कोई रोक नहीं सकता।

भारत में रहने वाले जापानी पेशेवर और राजनयिक भगवान् बुद्ध के ही अनुयायी तो हैं। ये भारतभूमि को पूजनीय मानते हैं। ये मानते हैं कि भगवान् बुद्ध का जीवन समाज से अन्याय को दूर करने के लिए समर्पित था। उनकी करुणा भावना ने ही उन्हें विश्व भर के करोड़ों लोगों तक पहुँचाया। ये जापानी होंडा सिएल कार, होंडा मोटरसाइकिल, मारुति, फुजी फोटो फिल्म्स, डेंसो सेल्ज लिमिटेड, डाइकिन श्रीराम

एयर कंडिशनिंग, डेंसो इंडिया लिमिटेड समेत लगभग दो दर्जन जापानी कंपनियों के भारत के विभिन्न भागों में स्थित दफ्तरों और फैक्टरियों में काम करते हैं। इन्हें भी प्रतिदिन अपने देश में कोरोना महामारी के कहर की खबरें मिल ही रही हैं। इन्हें मालूम पड़ रहा है कि राजधानी टोक्यो के अलावा और भी कई शहरों में कोरोना से संक्रमित मरीजों की तादाद बढ़ती ही चली जा रही है। जापान के प्रधानमंत्री शिंजो आबे विशेषज्ञों के साथ बैठकें कर रहे हैं। हालाँकि यूरोप के देशों की तुलना में जापान में हालत तो अब भी इतनी खराब नहीं है, लेकिन फिर भी भारत में रहने वाले जापानी भारत में अपने को ज्यादा सुरक्षित महसूस कर रहे हैं।

बहुत से जापानियों से परिचय होने के चलते मैं कह सकता हूँ कि इनमें भी भारतीय संस्कार होते हैं। ये मितव्ययी होते हैं। ये संयुक्त परिवार की संस्था को महत्त्व देते हैं। अगर कुछ जापानी एक-दूसरे के करीब रहते हैं, तब ये कार पूल करके ही दफ्तर जाना पसंद करते हैं। ये बड़ी-बड़ी कारों में अकेले दफ्तर जाने तक से बचते हैं।

एक खास बात यह भी है भारत में रहने वाले जापानी नागरिक लॉकडाउन का पूरी ईमानदारी से पालन कर रहे हैं। ये अपने घरों में ही हैं। ये नागरिक प्रशासन या पुलिस के लिए कभी कोई संकट खड़ा नहीं करना चाहते। इस बीच, इन्हें अपने मुल्क से भी खबरें मिल रही हैं कि वहाँ पर सरकार ने जनता से आग्रह किया है कि लोग जब तक बहुत जरूरी न हो, घर से न निकलें। लोगों को अपने घरों से काम करने के निर्देश जारी किए गए हैं।

आप यह जानकर हैरान होंगे कि भारत के कई शहरों में हजारों चीनी नागरिक भी रहते हैं। ये भी यहाँ अपने को सुरक्षित मान रहे हैं। ये अलीबाबा, हुआवेई, ओप्पो मोबाइल, मित्तु, बेडु जैसी कंपनियों से जुड़े हैं। हुआवेई में शायद सबसे ज्यादा चीनी पेशेवर हैं। इनमें महिलाओं की संख्या भी अच्छी-खासी है। अकेले गुरुग्राम में लगभग चार हजार से ज्यादा चीनी नागरिक विभिन्न कंपनियों में काम कर रहे हैं। इनमें से लगभग आधे चीनी नूतन वर्ष मनाने पिछली जनवरी में अपने देश में गए भी थे, पर कोरोना के फैलने के कारण फँस गए। ये वहाँ से भारत आने की भरसक कोशिश भी कर रहे हैं। पर भारत सरकार इन्हें फिलहाल वीजा नहीं दे रही है। जो भारत में बचे हैं, वे तो यहाँ से किसी भी सूरत में निकलने को तैयार नहीं हैं।

और अंत में बात भारत में काम करने वाले साउथ कोरियाई पेशेवरों और कारोबारियों की भी। ये फिलहाल देश में पाँच हजार से अधिक हैं। ये साउथ कोरिया की सैमसंग, एल.जी. और हुंडई जैसी बड़ी और मशहूर कंपनियों में काम करते

हैं। ये भी मानते हैं कि जब सारी दुनिया कोरोना के कारण खराब स्थिति में है, तब भारत ही एक आशा की किरण के रूप में उभरता है। इधर हालात इतने बिगड़े नहीं हैं। भारत में रहने वाले साउथ कोरिया के बहुत से नागरिकों ने अपने यहाँ स्टार्टअप भी शुरू किए हैं। इनमें से कुछ ऑटो सैक्टर की कंपनियों के लिए स्पेयर पार्ट्स भी बनाने लगे हैं।

अब आप खुद सोच लें कि दुनिया के तमाम विकसित और अति महत्त्वपूर्ण देशों के भारत में रहने वाले नागरिक कोरोना के असर के समय अपने को भारत में सुरक्षित क्यों मान रहे हैं? ये किसी भी सूरत में भारत को छोड़ने के लिए तैयार क्यों नहीं हैं?

जाहिर है कि भारत में रह रहे इन विदेशी नागरिकों का विश्वास भारत के प्रधानमंत्री नरेंद्र मोदीजी के नेतृत्व पर ज्यादा है और वे अपने को भारत में ज्यादा सुरक्षित महसूस कर रहे हैं। हालाँकि तसवीर का दूसरा पहलू यह भी है कि भारत के कुछ चिर असंतुष्ट सरकार की निंदा करने से तनिक भी नहीं चूक रहे हैं। उन्हें लगता है कि भारत सरकार कोरोना के निबटने से लिए कोई कदम उठा ही नहीं रही है। सोशल मीडिया पर इस तरह के ज्ञानियों की तादाद काफी मिलेगी। ये सरकार की मीन-मेख तो निकालते हुए मिल ही जाएँगे, पर इनके पास सरकार के लिए कभी कोई सकारात्मक सुझाव नहीं होता है। ऐसे एहसान फरामोश अफवाह बाजों से जनता सावधान रहे और पुलिस सख्ती से काररवाई करे।

□

क्या चीन ने बनाया कोरोना वायरस ?

एक तरफ तो पूरा विश्व कोरोना से दिन-रात लड़ाई लड़ रहा है तो दूसरी ओर अमेरिका और चीन शीतयुद्ध का रुख अख्तियार कर रहे हैं। सबसे पहले डोनाल्ड ट्रंप ने चीन के साथ पक्षपात और चीन की तरफदारी का आरोप लगाकर विश्व स्वास्थ्य संगठन को आर्थिक सहायता देना बंद कर दिया। विश्व स्वास्थ्य संगठन को जितनी आर्थिक मदद साल भर में चाहिए, उसका एक-तिहाई तो अमेरिका ही देता है। ऐसी स्थिति में विश्व स्वास्थ्य संगठन के सामने बड़ा आर्थिक संकट उत्पन्न हो गया है, लेकिन राष्ट्रपति ट्रंप तो इतने भर से नहीं रुके। उन्होंने कहा कि कोरोना वायरस से मृतकों की संख्या में

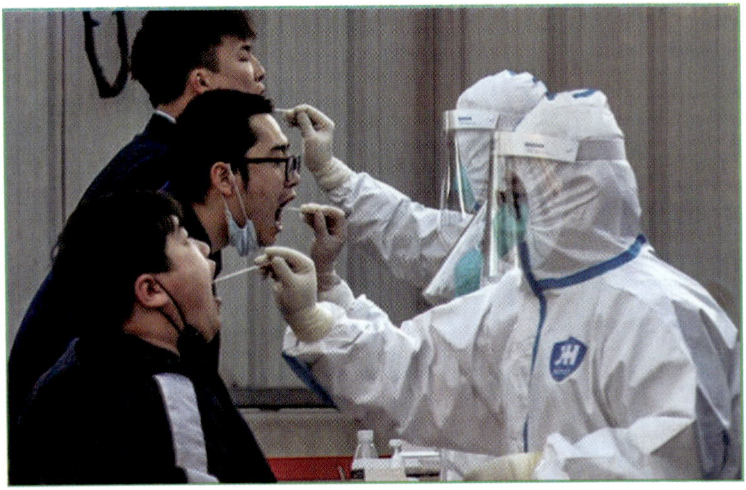

अमेरिका नंबर एक नहीं है। असली नंबर एक तो चीन ही है। उसने मौतों की संख्या को छिपाया है। तीसरी बात डोनाल्ड ट्रंप ने कही कि अमेरिका तो वूहान की चीनी लैब वूहान इंस्टीट्यूट ऑफ वायरोलॉजी में अपना जाँच दल भेजेगा, जो इस बात की पुष्टि करेगा कि चीन ने अपनी वुहान की लैब में ही कोरोना का वायरस तैयार किया है कि नहीं ? अगर यह साबित हो गया कि चीन की वूहान स्थित प्रयोगशाला में मानव निर्मित कोरोना का वायरस तैयार हुआ है तो अमेरिका चीन को इसका सबक भी सिखाएगा और आर्थिक दंड भी वसूलेगा। हालाँकि, चीन के राष्ट्रपति ने इन सभी में से किसी आरोप का न तो खंडन किया है, न ही स्वीकारा है। मौन व्रत धारण कर रखा है तो हमारे यहाँ तो एक कहावत मशहूर है—'मौनम् स्वीकृति लक्षमणम्।' कहीं यह स्वीकृति का लक्षण तो नहीं है। यह बात संदिग्ध तो लगती ही है। डोनाल्ड ट्रंप ने कहा कि जो चीन में मरने वालों की संख्या है, वह अमेरिका से कहीं अधिक है। चीन अपनी मृतकों की संख्या छुपा रहा है। व्हाइट हाउस में पिछले शनिवार को आयोजित अपने प्रेस कॉन्फ्रेंस में डोनाल्ड ट्रंप ने साफ कहा कि हम पहले स्थान पर कतई नहीं हैं। चीन ही पहले स्थान पर है। मृतकों की संख्या के लिहाज से वे हमसे कहीं आगे हैं। हम तो उनके आसपास भी नहीं हैं। जब उच्च विकसित स्वास्थ्य प्रणालियों से देखभाल करने वाले देश ब्रिटेन, फ्रांस, इटली, स्पेन में मृतकों की संख्या इतनी अधिक थी तो चीन में मात्र एक प्रतिशत से भी कम कैसे हो सकती है, वास्तविक संख्या इससे कहीं अधिक है। चीन के मृतकों के आँकड़ों को सच्चाई से कोसों दूर बताया है ट्रंप ने। उन्होंने पत्रकारों से कहा—"मैं इसे जानता हूँ। आप भी इसे जानते हैं, लेकिन आप इसकी सही रिपोर्टिंग नहीं करना चाहते हैं। क्यों नहीं करना चाहती है मीडिया। मीडिया को इसे बताना होगा। किसी दिन इसे मैं जरूर बताऊँगा।" ट्रंप का इतना सख्त बयान एक खुफिया रिपोर्ट पर आधारित है, जिसका हवाला देते हुए उन्होंने कहा कि चीन के आँकड़ों की रिपोर्ट पूरी तरह संदिग्ध है। चीन ने आँकड़ों को छुपाया है। इससे पहले कुछ अमेरिकी सांसद भी चीन पर आँकड़ों को छुपाने का आरोप लगा चुके हैं।

इसी बीच फ्रांस के वैज्ञानिक और नोबेल पुरस्कार विजेता प्रो. लुक मोंटैग्नियर ने स्पष्ट रूप से यह कहा है कि कोविड–19 महामारी फैलाने वाले वायरस की उत्पत्ति तो चीन की प्रयोगशाला वूहान इंस्टीट्यूट आफ वायरोलॉजी में ही हुई है। यह एक मानव निर्मित वायरस है, हालाँकि उन्होंने यह बताया कि यह प्रयोगशाला एड्स की बीमारी को फैलने से रोकने वाले एच.आई.वी. की वैक्सीन बनाने की खोज कर रही थी, आज से नहीं सन् 2000 से। इसी वैक्सीन बनाने के क्रम में यह

वायरस उत्पन्न हो गया, जिसको तत्काल चीन को छुपाना चाहिए था और वहीं समाप्त कर देना चाहिए था; लेकिन लगता है कि चीन ने इसे एक जैविक हथियार के रूप में प्रयोग करने की एक गहरी साजिश के तहत इस प्रयोग को जारी रखा। फ्रांस के सी न्यूज चैनल को दिए गए अपने इंटरव्यू में नोबेल पुरस्कार विजेता प्रो. लुक ने बताया कि एच.आई.वी. के जीनोम खोज के कारण ही उन्हें नोबेल पुरस्कार मिला है, क्योंकि कोरोना वायरस में एच.आई.वी. के जीनोम मौजूद हैं, मलेरिया के कीटाणुओं के तत्त्वों के होने की भी आशंका है। उनका यह स्पष्ट दावा है कि कोविड-19 में कोरोना वायरस के जीनोम में एच.आई.वी. और मलेरिया के तत्त्व हैं। यह इस बात को सिद्ध करता है कि इस वायरस का एच.आई.वी. के जीनोम से संबंध है। 'एशिया टाइम्स' में प्रकाशित एक रिपोर्ट के अनुसार भी चीनी शहर वूहान की प्रयोगशालाओं को वर्ष 2000 से ही कोरोना वायरस में विशेषज्ञता हासिल हो गई थी। प्रो. लुक मोंटैग्नियर को मेडिसीन में एड्स के वायरस की पहचान करने के लिए वर्ष 2008 में नोबेल पुरस्कार से सम्मानित किया गया था। इन्हीं तथ्यों के आधार पर उनका कहना है कि कोविड-19 वायरस का जन्म चीन की वूहान प्रयोगशाला में ही हुआ है। यही बात अमेरिका के राष्ट्रपति डोनाल्ड ट्रंप ने कही और यही बात कई अन्य देशों के वैज्ञानिक और राष्ट्राध्यक्ष भी कह रहे हैं। प्रो. लुक का कहना है कि यह वायरस चमगादड़ों के जरिए आया है और उनका यह भी कहना है कि इसका 'पेशेंट जीरो' यानी पहला संक्रमित व्यक्ति इसी लैब का एक वैज्ञानिक था, जो गलती से संक्रमित हो गया। इतनी पुख्ता बात यदि कोई नोबेल पुरस्कार विजेता कहेगा, फिर ऐसा तो लगता नहीं है कि वह बात हलकी होगी, लेकिन एक बात सही है कि वायरस के फैलने के बाद लगभग एक सप्ताह तक चीन के प्रशासन ने इस वायरस के संक्रमण के बारे में विश्व को तो छोड़ दीजिए, अपने नागरिकों तक को भी नहीं बताया। जिस समय यह वायरस उत्पन्न हुआ, वह चीनी नव वर्ष का समय था। चीनी नव वर्ष चीन के नागरिक या चीन में पैदा हुआ कोई भी व्यक्ति चाहे वह सिंगापुर का नागरिक हो या अमेरिका का नागरिक हो, बहुत धूमधाम से मनाते हैं। चीनी नव वर्ष मनाने के लिए हजारों की संख्या में लोग यूरोप और अमेरिका घूमने गए और यही कारण है कि यह वायरस तेजी से अमेरिका और यूरोप में भी फैला। चीनी प्रशासन इस बात को मानने के लिए अब भी तैयार नहीं है। अब समस्या यह है कि डोनाल्ड ट्रंप की साख, जो पहले से ही खराब थी, अब और गिर गई है। अगले वर्ष ही उन्हें राष्ट्रपति का चुनाव भी लड़ना है। ऐसी स्थिति में उनके सामने पुनः सत्ता में वापस आने के लिए शायद अब यही उपाय बच रहा है कि वे चीन के साथ

सख्ती अपनाएँ। इससे अमेरिकी नागरिक खुश होंगे, लेकिन समस्या यह है कि चीन ने यदि उस सख्ती का जवाब भी सख्ती से दे दिया तो तीसरे विश्वयुद्ध की आशंका है, लेकिन डोनाल्ड ट्रंप जिस प्रकार के जिद्दी स्वभाव के इनसान हैं, वे क्या करेंगे और कब करेंगे, यह तो सर्वथा अनिश्चित है।

जब कोरोना वायरस फैला तो चीन ने तो सख्ती से लॉकडाउन के नियमों का पालन करवाकर, कर्फ्यू लगाकर और जिस प्रकार की कड़ाई का अंदेशा या उसका आभास तक भारत या अमेरिका में लोग नहीं कर सकते हैं, वैसी कड़ाई करके किसी प्रकार कोरोना पर काबू पा ही लिया। अब चीनी नागरिकों पर किस प्रकार की कड़ाई हुई, उसके कई वीडियो भी वायरल हुए हैं। इसलिए मैं तो उसपर कुछ ज्यादा नहीं कहना चाहता, लेकिन जब कोरोना पर चीन ने विजय पा ली तो चीनी प्रशासन के शातिर दिमाग ने यह सोचा कि क्यों न इस चुनौती को अवसर में बदल दिया जाए। इसके लिए उसने धड़ल्ले से और धूमधाम से लाइटिंग और आतिशबाजी का शो करके कार्य करना शुरू कर दिया। कोरोना पैदा भी चीन ने किया और अब कोरोना के मास्क और व्यक्तिगत सुरक्षा के पी.पी.ई. किट सहित वेंटिलेटर भी पूरे विश्व को धड़ल्ले से बेच भी रहा है। यही डोनाल्ड ट्रंप को बुरी तरह खल गया।

चीन चाह रहा है कि इस अवसर का लाभ उठाकर वह विश्व की नंबर एक आर्थिक ताकत बन जाए। अमेरिका किसी कीमत पर यह होने देना नहीं चाहता है। चीन में कम्युनिस्ट तानाशाही है। एक ही पार्टी का शासन है और अत्यंत सख्त शासन है। छोटी सी बात पर गोली मार देना तो सामान्य सी बात है, लेकिन चीन की एक मजेदार बात है, जिसे सारे लोग नहीं जानते होंगे। चीन अपने को कम्युनिस्ट कहता तो जरूर है, लेकिन चीनी शासन जितनी बड़ी पूँजीवाद व्यवस्था का समर्थक है, शायद उतना अमेरिका भी नहीं। चीन की जितनी कंपनियाँ हैं, छोटी हों या बड़ी, सरकारी तो उसकी शत-प्रतिशत हैं ही, यदि वे प्राइवेट कंपनियाँ हैं, तब भी 30, 40, 45, कहीं-कहीं तो 51 प्रतिशत से ज्यादा, चीन की कम्युनिस्ट पार्टी का ही शेयर है। यानी एक तरफ तो वे अपने को कम्युनिस्ट कहते हैं और दूसरी तरफ कंपनियों की कमाई से प्राप्त धन को अपनी पार्टी को और अपनी पार्टी के पूर्णकालिक कार्यकर्ताओं को और पार्टी के कार्यक्रमों का सारा खर्च उससे चलाते हैं। भारत में भी कई चीनी कंपनियों का बड़ा भारी निवेश है। अब भारत ने भी अपनी एफ.डी. आई. यानी कि फॉरेन डायरेक्ट इंवेस्टमेंट की छूट दे रखी है। किसी तरह की कंपनी में आप 49 प्रतिशत तक पूँजी लगा सकते हैं। किसी तरह की कंपनी में आप 75 प्रतिशत। जब इस कोरोना वायरस के संक्रमण काल में पूरे विश्व का शेयर बाजार

नीचे गिरा तो उसका फायदा चीन ने और चीन की कम्युनिस्ट पार्टी ने उठाना शुरू कर दिया। लगभग सभी देशों में चीन के प्रशासन ने अपनी कंपनियों के माध्यम से, अपने एजेंटों के माध्यम से अच्छी–अच्छी कंपनियों में पूँजी लगाना शुरू कर दिया। लेकिन भारत का प्रशासन, प्रधानमंत्री नरेंद्र मोदी के नेतृत्व वाला प्रशासन सजग और सचेत था। जब चीन ने एच.डी.एफ.सी. बैंक में अपने शेयर को बढ़ाने की चाल चली तो भारत सरकार ने तुरंत अपने एफ.डी.आई. के नियमों में बदलाव करते हुए एक नया कानून बनाया कि जिन–जिन देशों की सीमाएँ भारत से मिलती हैं, जैसे श्रीलंका, पाकिस्तान, नेपाल, भूटान, म्यांमार और चीन, इन देशों का कोई भी एफ.डी.आई., कोई भी निवेश यदि वे भारतीय कंपनियों में करना चाहेंगे, वह बिना भारत सरकार की पूर्वानुमति के नहीं हो सकेगा। इससे चीन तो खलबला गया। उसको पूँजी निवेश के नियमों में ऐसे बदलाव की आशंका तो नहीं थी। वह तो इस चक्कर में था कि चलो इसी बहाने भारत की कुछ अच्छी कंपनियों को हथिया लिया जाए। बाद में शेयर बाजार तो ठीक होगा ही, तब मजे करेंगे। चीन के नई दिल्ली स्थित दूतावास ने छटपटाहट में यह बयान दिया कि यह तो बड़ी ज्यादती हो रही है। भारत वर्ल्ड ट्रेड ऑर्गेनाइजेशन के नियमों का उल्लंघन कर रहा है, लेकिन भारत ने कहा कि भाई, जो हमारे सीमावर्ती देश हैं, हम उनके साथ किस प्रकार का राजनीतिक, आर्थिक संबंध रखें, यह निर्णय करने से पहले हमको सबसे पहले राष्ट्रीय सुरक्षा का ध्यान रखना पड़ेगा, क्योंकि हम राष्ट्रीय सुरक्षा से कोई समझौता तो कर ही नहीं सकते। अब चीन मुश्किल में पड़ा है, लेकिन चीन की अभी भी मंशा यही है कि किसी प्रकार डोनाल्ड ट्रंप को मात दे दे और विश्व की नंबर एक आर्थिक शक्ति बनकर उभरे और डोनाल्ड ट्रंप इसे किसी प्रकार से होने देने के लिए तैयार नहीं हैं। अब देखिए, आगे क्या होता है!

□

प्राइवेट प्रैक्टिस वाले डॉक्टर कहाँ छिपे हैं

जब सारी दुनिया के डॉक्टर, साइंटिस्ट, नर्सिंग स्टाफ वगैरह कोरोना जैसे खतरनाक वायरस से लड़ रहे हैं और इसकी कोई कारगर वैक्सीन को खोजने में दिन-रात जुटे हुए हैं, तब हमारे प्राइवेट प्रैक्टिस करने वाले डॉक्टर कहाँ गायब हैं? वे कहीं दिख या मिल नहीं रहे हैं। क्या उन्हें इस कठिन समय में इस तरह गायब होना चाहिए था? इन्हें रोगी मुँहमाँगी फीस देते रहे हैं, लेकिन जब देश और समाज को इनकी सबसे अधिक जरूरत है, तब ये

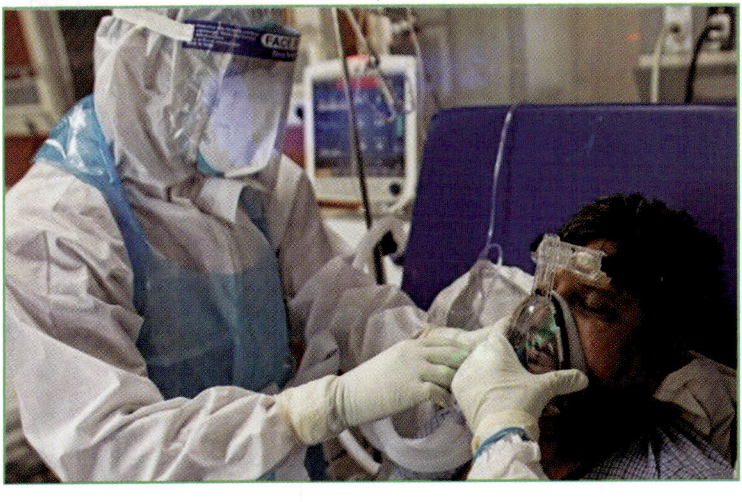

घरों में जाकर छिप गए। क्या लॉकडाउन के चलते इन्हें भी अपने क्लिनिक बंद रखने के आदेश मिले हैं? कहना न होगा कि इन हालातों में सबसे ज्यादा जरूरत डॉक्टरों की है और ये निजी प्रैक्टिस करने वाले डॉक्टर, जो आज के सबसे लोकप्रिय और कमाऊ हैं, पहले ही मैदान छोड़कर कहीं निकल गए। आप अपने शहर से लेकर किसी भी गाँव, कस्बे या मेट्रो शहर का हाल जान लें। आपको सब जगहों से यही खबर मिलेगी कि प्राइवेट प्रैक्टिस करने वाले डॉक्टर अपनी-अपनी प्रैक्टिस बंद करके छिप गए हैं। क्या उन्हें इस आपातकाल में यह करना चाहिए था? तो अंतत: संकट में काम आए सरकारी डॉक्टर ही। हालाँकि उन्हें बदनाम करने वाले भी हमारे यहाँ कम नहीं हैं, लेकिन कोरोना से संक्रमित रोगियों का इलाज तो बेचारे ये ही कर रहे हैं। जरा बता दीजिए कि कौन सा प्राइवेट प्रैक्टिस करने वाला डॉक्टर इस वक्त कोरोना के मरीजों की चिकित्सा में जुटा है?

दरअसल इनसान कुछ बीमारियों को और दर्द को सहन कर सकता है, टाल भी सकता है, लेकिन हर बीमारी को नहीं टाला जा सकता। गर्भवती महिला की डिलीवरी को कैसे टाला जा सकता है? डायलिसिस को आप कैसे टाल सकते हैं? हार्ट अटैक और ब्रेन हेमरेज को कैसे बरदाश्त कर सकते हैं? बच्चों के दर्द कैसे बरदाश्त किए जाएँ? क्या इन छोटी-छोटी बातों की समझ भी प्राइवेट प्रैक्टिस करने और मोटी रकम कमाने वाले डॉक्टरों को नहीं है। ये इतने पत्थरदिल कैसे हो गए? जब पृथ्वी पर और समूची मानव जाति पर संकट आया हुआ है, इन्हें सोचना चाहिए कि ये माँ के पेट से ही डॉक्टर के रूप में पैदा होकर नहीं आए थे। उनके डॉक्टर बनने में मुल्क का बड़ा पैसा लगा है, वो पैसा देश की जनता का है, हमारा-आपका-सबका है।

फिर डॉक्टर बनने के बाद उन्होंने अवाम से खूब पैसा कमाया है, जिससे उन्होंने ऐश की जिंदगी गुजारी है। आज हालात बिगड़े तो ये पीठ दिखाने लगे। जिस एहतियात के साथ सरकारी मेडिकल स्टाफ कोरोना के मरीज देख रहे हैं या इमरजेंसी अटैंड कर रहे हैं, उसी एहतियात के साथ ये प्राइवेट डॉक्टर अपने फर्ज का निर्वाह करने से क्यों पीछे भाग रहे हैं। आजकल किसी भी सरकारी अस्पताल के डॉक्टर दिन में कम-से-कम 12-14 घंटे तक काम कर रहे हैं। इसी तरह से उनका साथ देने वाला नर्सिंग स्टाफ भी पूरी मेहनत से काम कर रहा है।

क्या अपने प्राइवेट क्लिनिकों और अस्पतालों को बंद करके घर बैठ गए ये प्राइवेट प्रैक्टिस करने वाले डॉक्टर आजकल पुलिस जवानों को सड़कों पर नहीं देख रहे हैं? पुलिस हर हाल में मुस्तैद रहती है। अप्रिय घटनाओं में पुलिसवालों

की जान भी गई है। देश में कर्फ्यू और लॉकडाउन को ये ही लागू करवाते हैं, वरना लोग तो सड़कों पर कभी भी आ जाएँ। इसी तरह से सेना के जवान भी हर हाल में मोर्चे पर डटे रहते हैं, शहीद भी होते हैं, क्योंकि उन्हें उस सेवा के लिए चुना गया है और तैयार भी किया गया है। इसी तरह डॉक्टरों को भी एक खास सेवा के लिए तैयार किया गया है। वो सेवा उनसे हर हाल में ली जाए, रिस्क है तो रिस्क को मिनिमाइज किया जाए।

इस वक्त जनता अन्य तमाम रोगों से दो-चार हो रही है। आजकल बैंकों का स्टाफ भी काम कर रहा है, किराना वाले, सब्जी वाले, दूध वाले सब अपना काम कर रहे हैं। तो ये डॉक्टर क्यों रणभूमि में उतरने से परहेज कर रहे हैं? सरकार को चाहिए कि वह इन्हें भी अपना काम जारी रखने के लिए कहे। इस सबों को नजदीक के सरकारी अस्पतालों में रिपोर्ट कर वहाँ की मेडिकल टीम को मदद करने का आदेश जारी करे। जो डॉक्टर सरकारी निर्देशों का पालन न करें, उन पर भी चाबुक चले। उनका लाइसेंस कैंसिल कर दिया जाए। जनता दर्द से कराहती रहे और ये घरों में बैठे रहें, यह तो बरदाश्त नहीं किया जा सकता।

देखा जाए तो मौजूदा वक्त इन प्राइवेट प्रैक्टिस करने वाले डॉक्टरों के लिए सुनहरे अवसर के रूप में आया था, ताकि ये अपनी स्याह हो गई छवि को थोड़ा उजला कर अपनी छवि को और निखार लें। पर ये तो इस अनुपम अवसर का लाभ उठाना तो दूर, अपनी छवि को और खराब ही कर रहे हैं। तो क्या माना जाए कि इन पर रोगियों से पैसे हड़पने के आरोप सच होते हैं? इस कारण से ही इनके साथ रोगियों के संबंधी और दोस्त कभी-कभी दुर्व्यवहार भी कर देते हैं। बेशक सारे निजी प्रैक्टिस करने वाले डॉक्टर तो खराब नहीं हैं, पर पैसे के लालच में रोगी का खून चूसने वाले डॉक्टरों की तादाद बढ़ती ही जा रही है। ये रोगी को ग्राहक मानते हैं। इनकी इसी सोच के कारण रोगी और समाज इनसे दूर हो गया है। आज लॉकडाउन को दो हफ्ते हो गए हैं, पर अस्पतालों के आँकड़े बताते हैं कि मरीजों की संख्या में भारी कमी हुई है। इसलिए ही इनका पहले वाले समाज में सम्मान नहीं होता। ये रोगियों को टेस्ट के नाम पर चूना लगाते हैं। रोगी की आँखों में धूल झोंकते हैं।

याद रखिए कि जो डॉक्टर अपने रोगियों का मन से इलाज करते हैं, उन्हें अब भी भगवान् ही माना जाता है। दिल्ली के एम्स या देश के किसी भी सरकारी अस्पताल के अधिकतर डॉक्टरों को उनके मरीज खुदा मानते हैं, क्योंकि ये उनकी सेवा में दिन-रात लगे रहते हैं। हालाँकि सरकारी अस्पतालों के डॉक्टर और शेष

स्टाफ बेहद कठिन और विपरीत हालातों में सेवाएँ देते हैं। इनकी तनख्वाह भी प्राइवेट अस्पतालों से कम होती है। अब ये ही कोरोना से लड़ रहे हैं। कोरोना को धूल में ये ही मिलाएँगे। इन्हीं डॉक्टरों ने पहले अपने-अपने शहर में दंगों और अन्य अप्रिय घटनाओं के अवसरों पर पीठ नहीं दिखाई है। ये प्राइवेट प्रैक्टिस करने वाले डॉक्टरों की तरह सिर्फ पैसा कमाने के बारे में ही नहीं सोचते। देश सदैव इनका कृतज्ञ रहेगा।

□

ऐसे प्रपंच से कैसे बचे भारत

गैर-मुसलमानों को इसलाम से जोड़ने और मुसलमानों को सच्चा मुसलमान बनाने के नाम पर कट्टरपंथी और आतंकवादी बनाने के रास्ते पर चलने की शिक्षा देने वाले तबलीगी जमात ने भारत की कोरोना वायरस के खिलाफ जारी जंग को भारी क्षति पहुँचाई है। सच पूछा जाए तो इन्होंने देश को एक बड़े संकट में डाल दिया है। अब इन कठिन हालातों से देश कैसे निकलेगा, यह अब एक बड़ा सवाल है। जब कोरोना के कारण काबा बंद हो गया, मक्का मदीना बंद हो गए, ईसाइयों के तीर्थ स्थल वेटिकन सिटी पर ताले लग गए, मंदिर, मसजिद, गुरुद्वारे बंद हो गए, तबलीगी जमात दिल्ली के

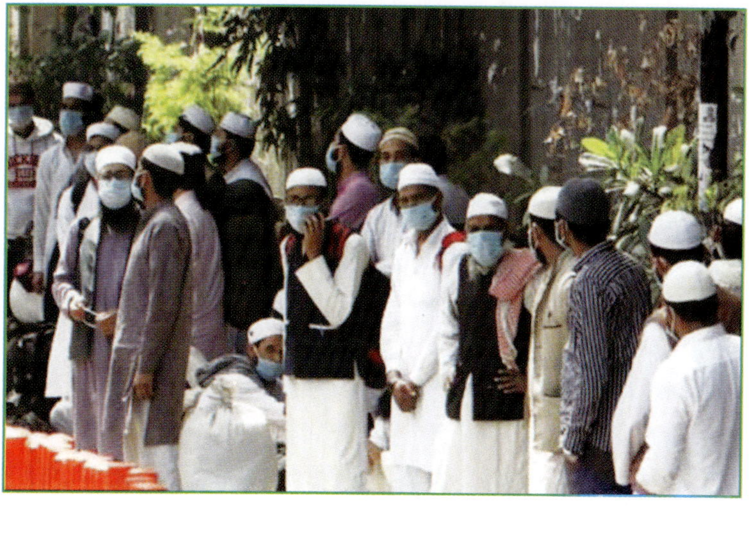

निजामुद्दीन इलाके में हजारों देशी-विदेशी मौलानाओं को इकट्ठा कर अपना जलसा कर रहे थे।

अब इनके हक में दलीलें देने वाले जरा यह तो बताएँ कि क्या इन्हें इतनी भी समझ नहीं थी कि जब पूरे विश्व में कोरोना का प्रकोप है और जब देश लॉकडाउन और फिजिकल डिस्टेंसिंग के दौर से गुजर रहा है, तब ये बेशर्मी से यह सम्मेलन क्यों कर रहे थे? इसके पीछे साजिश क्या थी? भले ही कुछ लोग यह भी कह रहे हैं कि यह सही नहीं है कि तबलीगी जमात ने भारत में कोरोना के खिलाफ लड़ाई को कमजोर करने की साजिश की, पर कहने वाले तो कह ही रहे हैं कि जब सारा देश कोरोना वायरस से एकजुट होकर लड़ रहा है, तब ये जमात हजारों मौलवियों को जुटाकर दिन भर तकरीरें करके सरकार की तरफ से दिए दिशा-निर्देशों की क्यों अनदेखी कर रही थी? इनकी जमात में सैकड़ों की संख्या में विदेशियों का होना और भी गहरे सवाल खड़ा करता है। इन्होंने 22 मार्च को देश के प्रधानमंत्री नरेंद्र मोदी के पहले 'जनता कर्फ्यू' को धता बताया। अपनी जगह से नहीं हिले। फिर 24 मार्च से तीन सप्ताह के लिए देशव्यापी लॉकडाउन की अपीलों को गंभीरता से लेना भी कतई जरूरी नहीं समझा? प्रधानमंत्री ने दोनों मौकों पर देश को कोरोना वायरस के संक्रमण की श्रृंखला तोड़ने के लिए घरों में रहने और कुछ दूसरे नियमों के पालन की हाथ जोड़कर अपील की थी। ऐसी हाथ जोड़कर अपील तो आजतक देश के किसी प्रधानमंत्री ने नहीं की थी। बहरहाल, अब यह सबको पता चल गया है कि तबलीगी जमात में आए बहुत से लोग पूरी तरह कोरोना वायरस की चपेट में आ चुके हैं। इनमें से कइयों की मौतें भी हो चुकी हैं। जरा सोचिए कि जो कोरोना वायरस के शिकार हुए हैं, उन्होंने कितनों को संक्रमित किया होगा। जमात में 12 हजार लोगों को बुलाया गया था, लेकिन मरकज में जब पुलिस ने छापा मारा तो एक-दो नहीं, बल्कि सात हजार लोग मौजूद मिले। शेष लोग 12-15 की संख्या में देश के अलग-अलग हिस्सों में तकरीर करने गए थे।

जमात से जुड़े लोगों को आप कुरता-पाजामा पहने शहरों में किसी जगह आते-जाते अकसर देखते ही होंगे। लंबा कुरता, बड़ी दाढ़ी और खास तरह की सफाचट मूँछें देखकर इनकी पहचान आसानी से की जा सकती है। इनके हाथों में कुछ थैले होते हैं। मुझे कहने दें कि इनकी दशा देखकर ऐसा लगता है कि ये अभी भी अंधकार युग में जीवन बसर कर रहे हैं। तबलीगी उलेमा दावा करते हैं कि इनका काम इसलाम पर सही तरीके से चलने की जानकारी देना है। ये जिधर भी जाते हैं, तब वहाँ की मसजिदों में ही ठहरते हैं। इनका यह भी दावा है कि 1941 में शुरू हुई

तबलीगी जमात 150 से अधिक मुल्कों में फैली हुई है। उनकी संदिग्ध गतिविधियों और आतंकवादी संगठनों से संबंध के कारण रूस और कजाकिस्तान समेत कई देशों ने जमात को प्रतिबंधित कर रखा है। इनका दावा है कि इस जमात से दुनिया भर में 12 करोड़ लोग जुड़े हुए हैं। आप जानकर हैरान होंगे कि जमात की कोई वेबसाइट, अखबार या चैनल नहीं है।

दरअसल तबलीगी जमात का इतिहास ही बेहद संदिग्ध रहा है। उस पर अलकायदा जैसे संगठन की मदद करने और उससे जुड़े आतंकियों को पनाह देने के गंभीर आरोप लगते रहे हैं। करीब दो साल पहले हरियाणा के पलवल में बनी एक मसजिद में आतंकी हाफिज सईद के फलाह–ए–इनसानियत फाउंडेशन का पैसा लगने के आरोपों के बाद तबलीगी जमात खुफिया एजेंसियों के निशाने पर थी। कभी–कभी अफसोस होता है कि हमारे यहाँ धर्मनिरपेक्षता की आड़ में जब देश विरोधी तत्त्व सक्रिय रहते हैं तब सरकारें जानबूझकर वोट बैंक की राजनीति में अनभिज्ञ ही बनी रहती हैं।

खैर, निजामुद्दीन मरकज में जो कुछ हुआ, उसके चलते दिल्ली पुलिस ने तबलीगी जमात के प्रमुख मौलाना साद पर आई.पी.सी. की धारा 269, 270, 271, 120 बी के तहत काररवाई की है। पुलिस ने सरकारी आदेश नहीं मानने के मामले में यह मामला दर्ज किया है। उन पर आरोप है कि सरकारी आदेशों से बेपरवाह साद के नेतृत्व में तबलीगी मरकज में कई हजार लोग शरीक हुए थे। मौलाना साद ने अपनी तकरीरों में साफ तौर पर कहा था कि मुसलमानों को प्रधानमंत्री की अपील को मानने की जरूरत नहीं है। यदि कोरोना से मरना ही है तो मुसलमानों को यही चाहिए कि वे मसजिद में ही आकर मरें। महत्त्वपूर्ण यह भी है कि दारुल उलूम देवबंद भी साद और तबलीगी जमात पर गंभीर आरोप लगाता रहा है। दारुल उलूम देवबंद जमात के भारत में अध्यक्ष मौलाना साद पर इसलामिक शरियत के गलत अर्थ समझाने और अल्लाह के पैगंबरों का अपमान करने के आरोप लगा चुका है। इसके अलावा 17 नवंबर, 2011 को 'विकिलीक्स' ने कहा कि अलकायदा की मदद से तबलीगी जमात भारत में पैर जमाने की कोशिश कर रहा है। जरा देख लें कि ये आरोप कितने गंभीर हैं।

कोरोना वायरस के बहाने तबलीगी जमात का असली चेहरा सामने आ गया। अब देश को पता चला कि ये कौन हैं। इनकी मीटिंगों को दुनिया भर की ताकतें सहयोग करती हैं। ये चाहते हैं कि दुनिया उस दौर में लौट जाए, जब इसलाम उत्पन्न हुआ था। इन्हें समावेशी समाज से नफरत है। ये भारत को भी इसलामिक देश बनाना

चाहते हैं। इन्हें इसलाम के धर्मनिरपेक्ष पक्ष, जिसे हम सूफी सिलसिले के रूप में जानते हैं, सख्त नामंजूर है। ये कभी किसी सूफी फकीर की दरगाह में सजदा करने के लिए नहीं जाते। निजामुद्दीन में हजरत निजामुद्दीन औलिया और अमीर खुसरो की दरगाहें हैं। पर मजाल है कि तबलीगी जमात के सदस्य कभी वहाँ पर गए हों। ये गंगा–जमुनी संस्कृति से घृणा करते हैं। तबलीगी जमात तो मुसलमानों को कट्टर बनाने की फैक्टरी चला रहा है। ये सबको एकरंगी बनाना चाहते हैं। एक मान्यता में ढाल देना चाहते हैं। एकरूपी कर देने का कठिन तप पाले हुए हैं। तबलीगी जमात ऐसी ही एक खतरनाक बड़ी फैक्टरी का नाम है। इस विषैली सोच से देश को लड़ना होगा। इन्हें मिट्टी में मिलाना होगा। निजामुद्दीन इलाके में तीस साल रहे बी.बी.सी. लंदन के वरिष्ठ पत्रकार मार्क टुली ने एक लेख में यह लिखा था कि मुसलमानों के अंदर भी विभिन्न मत भारत में कैसे मिलकर रहते हैं, यह कोई देखना चाहे तो वह भारत आकर देखे। यदि किसी भी इसलामिक देश में निजामुद्दीन औलिया और तबलीगी मरकज आसपास होते तो तबलीगियों को दरगाह को नेस्तनाबूद करने में एक दिन भी नहीं लगता। तबलीगी जमात जैसे संगठनों के लिए भारत जैसे बहुलतावादी देश में कोई जगह हो ही नहीं सकती। तबलीगी जमात के खिलाफ लड़ाई में देश के धर्मनिरपेक्ष मुसलमानों को भी आगे आना होगा। उन्हें इस आस्तीन के साँप को कुचलना होगा। आमतौर पर देखने में आया है कि मुसलमान अपने समाज में व्याप्त कुरीतियों को चुपचाप सहन करते रहते हैं। पर अब वक्त की माँग है कि तबलीगी जमात जैसे मानवता विरोधी संगठन से लड़ा जाए। ये जानलेवा कोरोना के खतरों के बीच में भी जिस तरह से अपने कार्यक्रम को चला रहा था, उससे साफ है कि इसके इरादे नेक नहीं थे। इसे या तो सुधरना होगा या फिर धूल में मिल जाना होगा।

□

कोरोना को मात देने के लिए कितनी तैयार सेना

देश की सीमाओं की चौकसी करनी हो या कोई प्राकृतिक आपदा की स्थिति हो, भारतीय सेना तो कभी अपनी जिम्मेदारियों से पीछे नहीं हटती। देश बार-बार यह देख चुका है, हालाँकि इस बार कोरोना वायरस का संकट बहुत ही बड़ा और काफी खतरनाक है, फिर भी सेना ने देश को भरोसा दिलाया है कि वह सरकार के किसी भी आदेश के तुरंत बाद कोरोना से लड़ने के लिए तैयार हालत में प्रस्तुत रहेगी। मौजूदा संकट में सेना कोई भी कदम

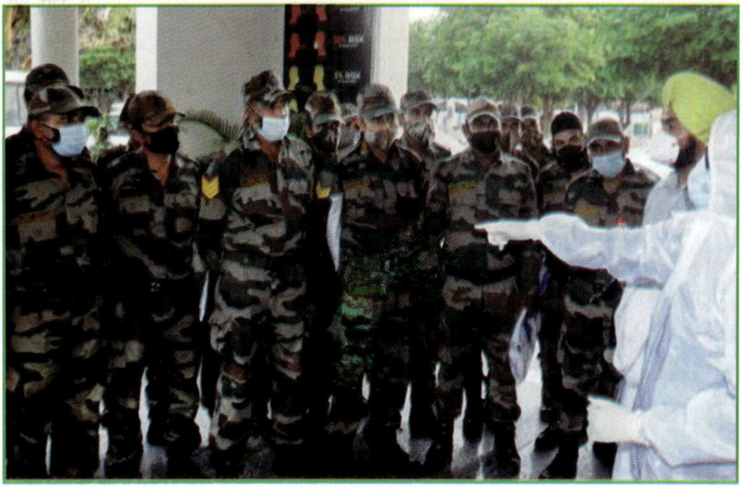

उठाने को तैयार है। इसके अलावा सेना मेडिकल फील्ड में मदद के लिए भी तैयार है। सेना का मेडिकल कोर भी एक अत्यंत ही सक्षम मेडिकल सेवा है। कोरोना से मुकाबला करने में निश्चित रूप से सेना के साढ़े आठ हजार से अधिक डॉक्टर और हजारों नर्सें और पैरामेडिकल स्टाफ देश भर में जुट सकते हैं। ये सभी पूरी तरह से ट्रेंड डॉक्टर हैं। इनके अलावा सेना के हजारों रिटायर डॉक्टरों की भी सेवाएँ ली जा सकती हैं। वे भी इन आपातकालीन हालातों में दिन-रात एक करने के लिए कमर कसकर बैठे हुए हैं। ये सभी कोरोना के कहर से लड़ने के लिए तैयार हैं।

महत्त्वपूर्ण है कि कोरोना जैसी महामारी के हालात में आपातकालीन आंतरिक अनुशासन और नागरिक सहभागिता अपरिहार्य है। सेना के सभी कर्मी इसमें प्रशिक्षित हैं। इनके अभाव में युद्ध जीता ही नहीं जा सकता। एक बात और कि सेना के देश के सभी प्रमुख शहरों में अत्याधुनिक अस्पताल हैं। वहाँ पर कोरोना वायरस की चपेट में आए रोगियों का सही इलाज किया जा सकता है। मतलब साफ है कि देश पर आए कोरोना वायरस के भयानक संकट के वक्त डॉक्टर, नर्स, पुलिस, सरकारी बाबू, सफाई योद्धा आदि को सेना का भी सहयोग मिल सकता है। याद रखें कि इन कठिन हालातों में सेना, सरकारी मशीनरी और नागरिकों का मनोबल गिराने वाला कोई कार्य नहीं करना चाहिए। ऐसा कोई भी कदम आत्मघाती होगा। फिलवक्त गलतियाँ ढूँढ़ना या मीनमेख निकालना सेवा में लगे जाँबाजों का मनोबल तोड़ना होगा। यह कतई ठीक नहीं है।

हालाँकि सेना को अभी तक औपचारिक रूप से तो सरकार ने कोरोना के खिलाफ जंग छेड़ने के लिए नहीं कहा है, पर वह अपने स्तर पर तैयार भी है और सक्रिय भी। सेना कोरोना से निपटने के लिए क्वारंटाइन सुविधाओं को सभी कैंटों और अस्पतालों में तैयार कर रही है। उसने इस बाबत अपने अस्पतालों के लगभग 9 हजार बेड पहले से तैयार रखे हैं। जरूरत पड़ने पर उसे दो-तीन गुना बढ़ाने में सेना सक्षम है। डिफेंस पब्लिक सेक्टर यूनिट क्वारंटाइन सुविधाएँ देश के कई हिस्सों में काम कर रही हैं। साथ ही जरूरी मेडिकल उपकरणों का उत्पादन भी कर रही हैं। यही नहीं, जरूरत पड़ने पर आर्म्ड कोर की फैक्टरियाँ तुरंत तैयार की जा सकती हैं।

उधर, एयरफोर्स जम्मू-कश्मीर, लद्दाख, मणिपुर और नागालैंड में मेडिकल सप्लाई तो पहुँचा ही रही है। सेनाध्यक्ष एम.एम. नरवणे का कहना है कि सेना के पास एक प्लान तैयार है, जिसके तहत तुरंत ही आइसोलेशन सेंटरों और आई.सी.यू. की श्रृंखला को तैयार किया जा सकता है। सेना ने एन.सी.सी. के 25 हजार कैडेट्स को सिविल प्रशासन की मदद के लिए तैयार किया है। मेडिकल कर्मचारियों को

एक जगह से दूसरी जगह पहुँचाने के साथ-साथ एयरफोर्स मेडिकल सप्लाई जैसे पर्सनल प्रोटेक्टिव इक्यूपमेंट, हैंड सेनेटाइजर्स, सर्जिकल ग्लव्स, थर्मल स्कैनर का काम कर रही है।

कुल मिलाकर देश में कोरोना का खतरा बढ़ने के बाद अब भारतीय सेनाएँ भी पूरी तरह इस महायुद्ध में कूदने को तैयार हैं। कोरोना से जंग की सबसे नाजुक स्थिति करीब आने पर चिकित्सा से जुड़े साजो-सामान लाने-ले जाने के लिए वायुसेना के ट्रांसपोर्ट विमान तो सदैव तैयार हैं ही। युद्धपोत भी किसी भी स्थिति में तैनाती के लिए अलर्ट पर हैं। इस बीच, ये सब तो याद रखना चाहिए कि इस वक्त सभी को एक साझे उद्देश्य की पूर्ति के लिए सरकार के निर्देशन में कार्य करना है। इस संकट की घड़ी में सरकार और महामारी नियंत्रण में लगे अधिकारियों तथा पुलिस द्वारा लागू जरूरी प्रतिबंधों और आदेशों का पालन करना है। कोई भी अफरातफरी की खरीदारी और भंडारण करने से बचें। किसी सामग्री की कोई कमी नहीं है और आपूर्ति का समुचित प्रबंध किया गया है।

अगर हम पीछे मुड़कर देखें तो हमें याद आता है कि सेना ने समस्त आपदाओं के समय बचाव कार्यों के वक्त बहुत ही उल्लेखनीय कार्य किया है। कुछ साल पहले उत्तराखंड में आई भयानक बाढ़ और भूस्खलन के बाद सेना ने युद्ध स्तर पर राहत और बचाव कार्य चलाया था। तब सेना ने अन्य एजेंसियों के साथ मिलकर दुर्गम इलाकों में फँसे हजारों लोगों को सुरक्षित स्थानों पर पहुँचाया था। देवभूमि उत्तराखंड में बाढ़ के दौरान राहत और बचाव कार्य में भारतीय वायुसेना के साहसी जवानों की जबरदस्त जाँबाजी देखने को मिली थी। अपनी जान जोखिम में डालकर भी ये जाँबाज अपने कर्तव्य को बखूबी अंजाम दे रहे थे। भारी बारिश के बावजूद, भारतीय सेना की टुकड़ियाँ अस्थायी फुटब्रिजों, बाँधों और वैकल्पिक मार्गों की तैयारी करके दूरदराज के गाँवों से संपर्क बहाल करने के लिए दिन-रात काम करती रही थी। यही तत्परता सेना ने नेपाल के भूकंप और कश्मीर घाटी की बाढ़ों में राहत कार्य के दौरान दिखाई थी।

बीती आपातकालीन स्थितियों की तरह सेना ने अपने को पूरी तरह से तैयार कर लिया है। भारतीय सेना के जवानों को कोरोना वायरस के संबंध में विस्तार से बताया जा चुका है, इसलिए सेना कोरोना से लड़ने के लिए तैयार है। वह अपने स्तर पर नागरिक प्रशासन की अभी भी जरूरत पड़ने पर मदद कर रही है। गुजरात में भूकंप और कश्मीर, उत्तराखंड तथा केरल में बाढ़ के बाद सेना बचाव और राहत अभियान में जी-जान से जुटी थी।

कश्मीर में सेना ने लगातार पत्थर खाने के बाद भी अपने धर्म का निर्वाह किया था। लानत है कन्हैया कुमार और शेहला राशिद जैसों पर, जो सेना के उन जवानों पर तुच्छ आरोप लगाते रहे हैं। शेहला राशिद के आरोपों में रत्तीभर भी सच्चाई होती तो देश आज उनके साथ खड़ा होता, पर उन्होंने मीडिया की सुर्खियाँ बटोरने के लिए सेना पर आरोप लगाए। शेहला ने विगत 18 अगस्त को कई ट्वीट किए थे, जिसमें सेना पर कश्मीरियों के साथ अत्याचार करने का आरोप लगाया था। इन आरोपों को सेना ने झूठा बताया था। इसके बाद दिल्ली पुलिस की स्पेशल सेल ने शेहला के खिलाफ देशद्रोह का मुकदमा दर्ज किया था।

आज जब देश और धरती पर संकट है तो कन्हैया कुमार, हर्ष मंदर और शेहला राशिद जैसे सिरफिरे लोग गायब हैं। ये क्यों नहीं नागरिक प्रशासन की मदद करने के लिए मैदान में उतरते? हर मसले पर सरकार को कोसनेवाले ये कथित प्रगतिशीलों से क्या देश इतनी भी उम्मीद न करे? खैर, अभी देश में करोड़ों हिंदुस्तानी और सेना किसी भी विपरीत हालात का मुकाबला करने के लिए तैयार हैं। एक बात से देश संतोष कर सकता है कि कोरोना वायरस पर जल्दी ही विजय पा ली जाएगी।

□

कोरोना बड़ा या 'मैं'

आज पूरे विश्व भर में, घर-घर में, गली में, गाँव में, शहरों में चर्चा का विषय तो एक ही है कि कोरोना जैसी महामारी से निपटा कैसे जाए, कोरोना वायरस, यानी कोविड-19, एक इतना छोटा सा जंतु, जो नंगी आँखों से तो छोड़ दीजिए, सामान्य माइक्रोस्कोप से भी दिख नहीं सकता। इसको देखने के लिए भी इलेक्ट्रोन माइक्रोस्कोप की जरूरत होती है। अब इस छोटे से पिद्दीनुमा वायरस ने पूरे विश्व को तबाह करके रख दिया है। किसी भी मनुष्य के ही नहीं समस्त जीव-जंतु के शरीर में हजारों-लाखों की संख्या में बैक्टीरियानुमा जीव-जंतु हमेशा विद्यमान ही रहते हैं। इन्हीं कारणों से समस्त प्राणियों में जीवन की

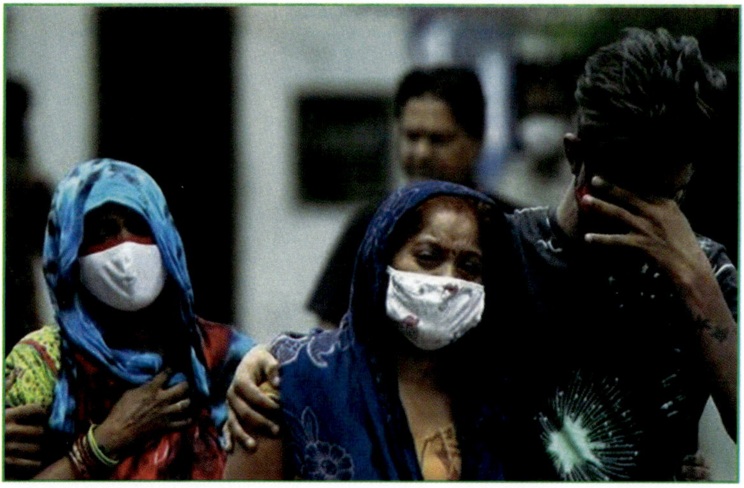

प्रक्रिया सुचारु रूप से चलती रहती है। इनमें कुछ ऐसे अर्ध-विकसित जीव होते हैं, जिन्हें वायरस कहते हैं, जो हानिकारक प्रभाव पैदा करते हैं। इन हानिकर प्रभावों को रोकने के लिए और ऐसे वायरस को शरीर से खत्म करने के लिए चिकित्सा विज्ञान ने बहुत सारी एंटीबायोटिक दवाइयाँ भी ईजाद कर ली हैं, जिनके प्रयोग से ये वायरस समाप्त भी हो जाते हैं। चूँकि वायरस अर्ध-विकसित जंतु होते हैं, ये अपने आप अपना विकास नहीं कर सकते तो इन्हें अपने विकास के लिए कोई माध्यम चाहिए—मनुष्य, जानवर या पशु-पक्षी का शरीर, लेकिन यह वायरस कहाँ से आया और कैसे आया, यह तो बाद में ही पता चलेगा। कहा जाता है कि चीन के वूहान शहर की एक मेडिकल प्रयोगशाला से यह कोविड-19 निकला, लेकिन जिस प्रयोगशाला से यह निकला, उसे वित्तीय सहायता तो अमेरिका ही कर रहा था; किंतु जब कोरोना की महामारी फैली तो विश्व की बड़ी-बड़ी शक्तियों ने मुँह बिचकाकर कहा, "हुँह, ऐसे बहुत से वायरस देख चुके हैं, इसे भी आने दो।" जिन लोगों ने मुँह बिचकाया, ऐसे तमाम लोगों का नतीजा अब पूरी दुनिया के सामने है।

पूरे विश्व के जनमानस के सामने आज का मौलिक प्रश्न यह है कि वायरस बड़ा या 'मैं'। प्रकृति बड़ी या वैज्ञानिक उपलब्धियाँ। यह प्राकृतिक आपदा पहली बार तो नहीं आ रही है। पहले भी स्पेनिश फ्लू के प्रकोप से 1918-20 के बीच पचास मिलियन यानी पाँच करोड़ से ज्यादा लोग मारे गए थे। कुछ अनुमान तो दस करोड़ का भी है। जब विश्व की जनसंख्या आज की जनसंख्या के मुकाबले एक चौथाई भी नहीं थी। आवागमन के साधन भी नहीं थे। हवाई यात्राएँ भी नहीं होती थीं। सड़कें भी नहीं थीं। ट्रेनें भी नहीं थीं। आवागमन का एकमात्र मार्ग समुद्री जहाज था। तब तो इतना बड़ा नुकसान हुआ। सिर्फ भारत में स्पैनिश फ्लू से लगभग दो करोड़ भारतीयों की मृत्यु हुई थी। प्रथम विश्वयुद्ध के भारतीय सैनिकों को, जो स्पैनिश फ्लू से ग्रस्त थे, मुंबई के बंदरगाह पर वापस लाकर छोड़ दिया गया। वे अपने राज्यों में गए और इस महामारी को फैला दिया।

1815 में गुजरात में प्लेग आया और लगभग सौ वर्षों तक भारत में रहा। प्लेग की महामारी में कितने लाख लोग मारे गए, इसका तो कोई आधिकारिक आँकड़ा भी नहीं है, लेकिन महाकवि सूर्यकांत त्रिपाठी निराला ने अपने एक संस्मरण में लिखा है कि जब वे प्लेग के दौरान कलकत्ता से उन्नाव अपने ससुराल गए तो ससुराल के सारे लोग तब तक प्लेग से मर गए थे और गंगा में उनके शवों को विसर्जन करने के लिए जब मुश्किल से कुछ लोग गंगा किनारे पहुँचे, तब गंगा उफन रही थी। निराला ने यहाँ स्पष्ट किया है कि गंगा का यह उफनना बाढ़ के कारण नहीं था। गंगा का

यह उफनना, गंगा में फेंके गए शवों की इतनी ज्यादा संख्या के कारण था, जिसके कारण शायद गंगा का जल दूषित भी हो रहा था और क्रोधित भी।

अब लगभग सौ-सवा सौ साल के बाद यह कोरोना का कहर आया है। यह कोरोना का कहर शुरू तो चीन के वूहान शहर से हुआ। वैसे कहा तो यह जाता है कि इस प्रकार के वायरस पर चीन के वूहान शहर के एक प्रयोगशाला में रिसर्च भी चल रही थी। यह भी कहा जाता है कि इस रिसर्च में अमेरिका की सहायता भी मिल रही थी। यह भी जानकारी आई है कि हाल ही में अमेरिका ने उस प्रयोगशाला को अट्ठाइस करोड़ की एक सहायता भी भेजी थी। इसके कई प्रमाण अखबारों में भी आए थे। अतः कुछ जानकार यह भी कह रहे हैं कि यह आविष्कार जैविक हथियार बनाने के लिए हो रहा था। खैर, इन बातों पर अन्वेषण करने का समय नहीं है। सभी जानते हैं कि चीन के वूहान शहर से कोरोना का यह वायरस फैला। फिर चीन से इटली, इटली से ईरान, वहाँ से बेल्जियम, स्वीडन, स्विट्जरलैंड, स्पेन, अमेरिका से घूम-फिरकर भारत में भी आ गया, क्योंकि भारत के हजारों व्यापारी खासकर चमड़ा व्यापारी इटली से और कंप्यूटर, फर्नीचर और इलेक्ट्रॉनिक के व्यापारी कच्चे माल के लिए चीन से बहुत करीबी संबंध बनाकर रखते हैं और आते-जाते रहते हैं।

अब मैं मूल प्रश्न पर फिर वापस आता हूँ कि कोरोना का प्राकृतिक आपदा के रूप में क्या संबंध है? यह तो सबों ने माना ही है कि कोरोना एक प्राकृतिक आपदा है, लेकिन यह एक आध्यात्मिक प्रश्न है कि प्राकृतिक आपदाएँ आती ही क्यों हैं? प्रकृति ने ही तो हमें सबकुछ दिया है। हवा, पानी, अग्नि, आकाश, उर्वरक भूमि, सारा कुछ तो प्रकृति का ही प्रदान किया हुआ है, लेकिन प्राकृतिक आपदाएँ आती तब हैं, जब हम प्रकृति को चुनौती देने लगते हैं। प्राकृतिक संसाधनों का दोहन-शोषण करने लगते हैं? जब हमें ऐसा लगने लगता है कि यह प्रकृति क्या है? इससे तो कहीं बड़े हम हैं। सारे प्राकृतिक संसाधनों पर हम बुद्धिमान मनुष्यों का ही तो एकाधिकार है। हम तो अंतरिक्ष पर चले गए। हमने तो चाँद और मंगल ग्रह तक अपनी पैठ पहुँचा दी। हमने बड़े-बड़े वैज्ञानिक शोध कर डाले तो प्रकृति तो कुछ है ही नहीं। सबकुछ मनुष्य का ही है। यह सारी प्रकृति मनुष्य और मनुष्य के दिमाग की गुलाम है, ऐसा ज्यादा चतुर इनसान मानते हैं और जिन्होंने ऐसा माना, इसका परिणाम उन्होंने भी अच्छी तरह भोगा और सारी दुनिया को भोगने पर मजबूर किया। प्रकृति में करोड़ों तरह के अरबों-खरबों वृक्ष हैं। ये सभी जीव हैं हमारी ही तरह। करोड़ों तरह के जीव-जंतु हैं। ये भी जीव हैं, जैसा कि हम सब मनुष्य हैं। उन करोड़ों जानवरों में एक मनुष्य यदि यह सोचने लगे कि मैं प्रकृति से बड़ा हो गया

तो इससे बड़ी मूर्खता क्या हो सकती है? कुछ भौतिकवादी वैज्ञानिक और अपने को प्रगतिशील या वामपंथी कहे जाने वाले लोग यह समझते हैं कि मनुष्य ही सबसे बड़ा है विश्व में। और मनुष्य के कारण ही, मनुष्य के लिए ही, मनुष्य के द्वारा ही सारे विश्व का संचालन होता है। यहीं हम भूल कर बैठते हैं। इसी भूल का नतीजा तो हम भुगत रहे हैं। प्राकृतिक संसाधनों पर मनुष्य का जितना अधिकार है, उतना ही बाघ, हाथी, गाय, कुत्ते, बिल्ली और चींटी का है।

जरा सोचिए, एक इतना पिद्‌दी सा कोरोना का छोटा सा वायरस। इस पिद्‌दी कोरोना ने दुनिया को हिलाकर रख दिया है। इसने आखिरकार क्या सिद्ध किया? इसने तो यही सिद्ध किया है न कि रे, मूर्ख मनुष्य! तू प्रकृति से बड़ा नहीं है। प्रकृति का मात्र एक छोटा सा अंश है और जबतक प्राकृतिक संपदा का सम्मान करेगा, तभी तक तो तेरा अस्तित्व सुरक्षित रह पाएगा।

भारतीय उपनिषदों में पहला उपनिषद् है, ईशा वास्योपनिषद्। ईशा वास्योपनिषद् का पहला श्लोक है—

ईशावास्यमिदं सर्वं यत्किञ्च जगत्याँ जगत्।
तेन त्यक्तेन भुञ्जीथा मा गृधः कस्यस्विद्धनम्॥

इसका अर्थ यह है कि जो ईश्वर ने इस प्रकृति की संरचना की है, वह प्राकृतिक संपदाओं से परिपूर्ण है, लेकिन इन प्राकृतिक संपदाओं का उपयोग किस प्रकार होना चाहिए? 'तेन त्यक्तेन भुञ्जीथा' यानी त्यागपूर्वक होना चाहिए। त्यागपूर्वक कहने का क्या अर्थ है? जितनी आवश्यकता हो, उससे थोड़ा कम उपयोग होना चाहिए। आवश्यकता पूर्ण करने के चक्कर में भी नहीं रहना चाहिए। बिना जरूरत के कुछ भी उपयोग हो ही नहीं। अगर चार रोटी से पेट भरता हो तो तीन रोटी से ही काम चला लेना चाहिए। तब लोग यह कहना शुरू करेंगे कि इतनी फसलें हम क्यों उगा रहे हैं?" उसका क्या होगा? अरे, भाई! इन फसलों में जो कुछ उगा रहे हो, यह सिर्फ तुम्हारे लिए ही थोड़े है। यहाँ पर 'कमाने वाला खाएगा', वाली बात नहीं है। यहाँ तो कमाने वाला खिलाएगा और पूरी दुनिया खाएगी, वाली ही बात व्यावहारिक और युक्तिसंगत है। उत्पादन तो होना ही चाहिए। उत्पादन ज्यादा-से-ज्यादा हो। मनुष्य को अपने लिए करना चाहिए ज्यादा-से-ज्यादा उत्पादन और जो नहीं कमा रहे हैं, ऐसे तमाम लोगों के लिए भी करना चाहिए। जो अपंग हैं, अपाहिज हैं, उनके लिए क्या नहीं करना चाहिए? जितने भी जीव-जंतु, पशु-पक्षी, वृक्ष हैं, प्रकृति ने ही तो हमें दिए हैं, जो स्वयं उत्पादन नहीं कर सकते; लेकिन उनके भी पेट भरने की तो जरूरत होती है। उनके लिए भी तो उत्पादन करना होगा न? यही हम भूलते जा रहे

हैं। यदि इसको विस्तृत रूप से जानना चाहते हैं तो हमारे यहाँ एक ग्रंथ है, जिसका नाम है, 'अन्न पुराण।' उसमें सिर्फ अन्न के बारे में ही चर्चा की गई है। उसे पढ़ लें तो हमारे मनीषियों की, ऋषियों की, दार्शनिकों की जो विचारधारा है, जो चिंतन है, जो भारतीय संस्कृति का मूल तत्त्व है, वह सब स्पष्ट हो जाएगा। समझ में आ जाएगा कि मनुष्य को बुद्धि दी गई है और प्रकृति द्वारा मनुष्य को एकमात्र ऐसा प्राणी बनाया गया है, जो कि स्वयं सबकुछ उत्पादन कर भी सकता है। उसका उद्देश्य है कि वह सबके लिए उत्पादन करे और प्रकृति के संरक्षण के भी उपाय करे। न कि सिर्फ अपने बारे में सोचे और प्रकृति के विनाश का उपाय करे। जब-जब हमने प्रकृति के सामने चुनौती भरे लहजे में यह कहने की कोशिश की है कि 'मैं', मैं सबसे बड़ा या मैं ही आपका सबसे बड़ा दुश्मन हूँ। और जब-जब हमने बात की है कि मैं नहीं सारा विश्व, सारी सृष्टि, सबके सुख की कल्पना की है। सर्वे भवन्तु सुखिनः सर्वे सन्तु निरामयाः। सर्वे भद्राणि पश्यंतु, कश्चित् दुःख भाग्भवेत्। जब-जब हमने अपना भी कल्याण किया है और प्रकृति के संरक्षण की भी बात की है।

अब मैं अपनी बातों को समाप्त करूँ। इससे पहले यह बताना चाहता हूँ कि प्रकृति के साथ चुनौती भरे लहजे में पेश आना और खुद को तीसमार खाँ समझने का परिणाम क्या हो सकता है? जब जॉन हॉप्किंग्स विश्वविद्यालय ने विश्व के तीस बड़े देशों से आँकड़ा इकट्ठा किया, यह जानने के लिए कि किस देश में उस देश के प्रति लाख आबादी के मुकाबले कितने प्रतिशत व्यक्तियों की मौत हुई? यह आँकड़ा बहुत ही आश्चर्यजनक है और आँखें खोलने वाला है।

सबसे ज्यादा मौतें स्पेन में हुईं, जो कि वहाँ संक्रमित कुल मरीजों की संख्या की 10.4 प्रतिशत थी और स्पेन की प्रति लाख आबादी पर 38 मौतें हुईं। इसी से मिलता-जुलता आँकड़ा इटली का भी था। इटली में 20,465 मौतें हुईं, जो कि पॉजिटिव मरीजों की संख्या के मुकाबले 12.8 प्रतिशत थी और प्रति लाख आबादी पर 33.86 मौतें हुईं। इसके बाद नंबर आता है बेल्जियम का। यहाँ भी पुष्ट मरीजों की संख्या के मुकाबले 12.8 प्रतिशत मौतें हुईं, जो कि आबादी के हिसाब से प्रति लाख आबादी पर 34.17 मौतें हुईं। इसी प्रकार नीदरलैंड में मरीजों के पुष्ट मामलों के मुकाबले 10.6 प्रतिशत मौतें हुईं, जो कि प्रति लाख आबादी पर 16.44 मौतें थीं। स्विट्जरलैंड में भी 4.4 प्रतिशत मरीजों की मौतें हुईं, जो कि आबादी के मुकाबले प्रति लाख आबादी पर 13.6 मौतें थीं। स्वीडन में भी मरीजों के पुष्ट मामलों के मुकाबले 8.4 प्रतिशत मौतें हुईं, जो प्रति लाख आबादी पर 9.02 मौतें थीं। अमेरिका भी पीछे नहीं है। जहाँ 6,82,619 पुष्ट मामलों के मुकाबले 23,529 मौतें हुईं, जो

कि अब तक विश्व में किसी भी देश में सबसे ज्यादा है और पुष्ट मरीजों का 3.4 प्रतिशत है, जो कि प्रति लाख आबादी पर 7.19 मृत्यु प्रतिशत है। अब जरा अपने भारत की ओर भी देखें। भारत में अभी तक 10,453 पुष्ट मामले सामने आए हैं, जिसमें 358 लोगों की मौतें हुईं; यानी पुष्ट मरीजों की संख्या के मुकाबले 3.4 प्रतिशत मौतें हुईं, लेकिन प्रति लाख आबादी पर जनसंख्या के मुकाबले यह तो नगण्य है। मात्र 0.03 प्रतिशत, यानी लगभग साढ़े तीन लाख आबादी पर एक मौत मान सकते हैं। यह सारा कुछ इसलिए हुआ कि हमने प्रकृति से उतना ज्यादा संघर्ष नहीं किया।

यह सारा कुछ इसलिए हुआ कि हमारे प्रधानमंत्री नरेंद्र भाई मोदीजी, जो वैसे भी एक राजनीतिक नेता होने के साथ-साथ एक उच्च कोटि के आध्यात्मिक पुरुष भी हैं, उनका कुशल और व्यावहारिक नेतृत्व है। उन्होंने प्रकृति के सामने घुटने टेके। हाथ जोड़कर नमस्कार किया। पिद्दी कोरोना को कहा, 'नमस्ते'। कोरोना की शक्ति को पहचाना और उसे एक पिद्दी सा जीव न मानकर प्रकृति के द्वारा सृजित जीव के रूप में सम्मान दिया, उसकी संक्रमण शक्ति को पहचाना और सामाजिक दूरी और लॉकडाउन के जरिए इस आपदा से संघर्ष करने की ठान ली। हमारे प्रधानमंत्री ने जब इस देश में एक भी कोरोना का पॉजिटिव मरीज नहीं था, तब से विदेशों से आने वाले लोगों को हवाई अड्डे पर ही स्क्रीनिंग करके क्वारंटाइन कराने का काम शुरू कर दिया, लेकिन दुर्भाग्य है कि उससे पहले ही सैकड़ों विदेशी संक्रमित तबलीगी जमात के मरकज में पहुँच चुके थे। अब इस षड्यंत्र का तो पुख्ता इलाज होना ही चाहिए। जब मरीजों की संख्या भारत में 500 से ऊपर पहुँची तो दो हफ्ते का लॉकडाउन कर दिया। अब दो हफ्ते के लॉकडाउन में जितनी सफलता मिलनी चाहिए थी, उतनी नहीं मिली, यह बात अलग है। इसका मुख्य कारण यह रहा कि कुछ नासमझ लोगों ने इसे समझने की कोशिश ही नहीं की और सिर्फ उन बातों को ही समझा, जो उनके धर्म गुरुओं ने सिखाया था। इसके कारण भारी नुकसान तो हुआ ही, लेकिन इतने नुकसान के बावजूद लॉकडाउन से पहले संक्रमित मरीजों की संख्या जो मात्र चार दिनों में दुगुनी हो रही थी, अब तीन सप्ताह के लॉकडाउन के बाद वह छह दिनों में दुगुनी हो रही है और अभी भी दर्जनों ऐसे जिले हैं, जहाँ एक भी मरीज नहीं है। यह क्या कम बड़ी सफलता मानते हैं।

अत: यदि हमें इस प्राकृतिक आपदा की महामारी से सफलतापूर्वक निपटना है और कम-से-कम क्षति हो, इसका उपाय करना है तो इसका एक ही उपाय कीजिए कि प्रकृति के सामने घुटने टेकिए। प्रकृति के सामने बहादुर बनने की कोशिश

हरगिज भी मत कीजिए। एक पुरानी कहावत है कि 'जो डर गया, वह मर गया।' लेकिन इस महामारी की संकट की घड़ी में कहावत उलटी हो गई है, 'जो डरेगा, वही बचेगा। जो नहीं डरेगा, वह जरूर मरेगा।'

अत: आज का दिन सबके लिए आत्मचिंतन का है और यदि भविष्य की पीढ़ियों की हमें जरा भी चिंता है तो उचित तो यही होगा कि हम इस महायुद्ध में अपने सुप्रीम कमांडर प्रधानमंत्री नरेंद्र मोदीजी के निर्देशों का शत-प्रतिशत पालन करें। उनके कहे अनुसार पूर्णत: लॉकडाउन के मार्ग पर चलें। लाखों-करोड़ों रुपयों के पैकेज गरीबों के लिए उन्होंने दिए हैं। छोटे उद्योगों, कृषि और रोजगार पैदा करने वाले उद्योगों के लिए भी अन्य पैकेजों की घोषणा जल्दी ही होने वाली है। प्रधानमंत्री ने जो किसी को भूख से नहीं मरने देने का प्रण लिया है, उसे पूरा किया जाएगा; लेकिन लोग सड़कों पर न आएँ। जो घटना मुंबई और ठाणे में कल देखी गई, आज यमुना किनारे दिल्ली में और दूसरी उत्तर प्रदेश के मुरादाबाद में हुई, वह दुर्भाग्यपूर्ण है। ऐसी घटनाओं की पुनरावृत्ति नहीं होनी चाहिए और यदि ऐसा होता है तो उनके साथ भी सरकार को वैसा ही बरताव करना चाहिए, जैसा कि आतंकवादियों के साथ किया जाता है।

□

ऐसा लॉकडाउन तो देखा ही नहीं गया

जब यह लेख आप पढ़ेंगे, तब पूरे देश में अभूतपूर्व लॉकडाउन का एक माह पूरा हो चुका होगा। लॉकडाउन अभूतपूर्व रहा। कुछ छिटपुट घटनाओं को छोड़कर पूरा देश मोदीजी के साथ खड़ा दिखा।

अब यह मान भी लें कि यदि एक दिन में देश भर में 10 घटनाएँ भी हुईं तो 30 दिनों में लगभग 300 घटनाएँ ही हुईं। अब 130 करोड़ के देश में जहाँ 130 करोड़ (तेरह सौ लाख) लोग रहते हैं, वहाँ एक महीने में 300 घटनाओं का कोई महत्त्व है क्या ? वैसे भी ज्यादा घटनाएँ नासमझ और गुमराह तबलीगी जमात की वजह से ही

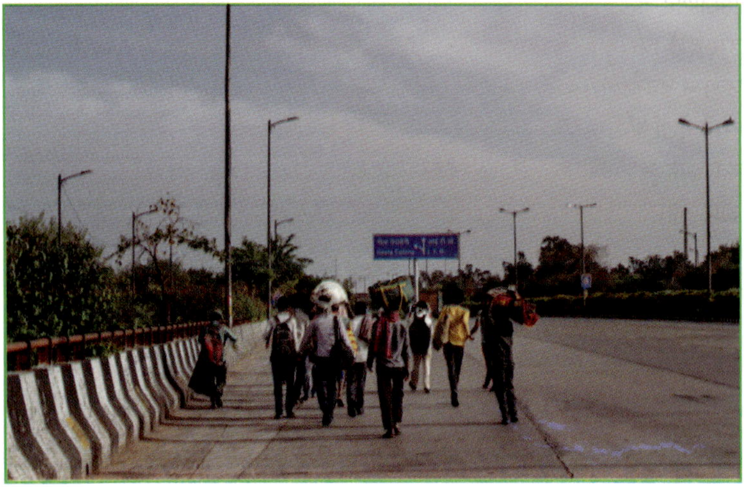

हुईं। हमें यह देखना चाहिए कि जन समर्थन कैसा रहा? जन समर्थन तो ऐसा था कि जब मोदीजी ने थाली और ताली बजाने को कहा तो सारा देश ही थाली, ताली और शंख बजाने पर उतर आया। जब प्रधानमंत्री ने दीये जलाने को कहा तो सब लोग अपने घरों की बालकनी में दीया जलाने पर उतर आए। प्रधानमंत्रीजी जो कहते हैं, उसके पीछे की मंशा और नेक नीयती को लोग समझते हैं कि प्रधानमंत्री सबके हित और सुरक्षा की ही बात कर रहे हैं। अब आप बताइए, जहाँ चीन को छोड़कर सारे संक्रमित देश जनसंख्या और प्रतिवर्ग कि.मी. आबादी के मामले में ये भारत से कहीं ज्यादा छोटे हैं, चाहे अमेरिका हो, इंग्लैंड हो, जर्मनी हो, इटली हो, फ्रांस हो, जापान हो, ईरान हो, इराक हो या स्पेन हो। सब-के-सब भारत से छोटे हैं, पर इन देशों में हजारों की संख्या में लोग मर रहे हैं। और हमने मृतकों की संख्या को आजतक 623 पर ही बाँधकर रखा है और संक्रमित लोगों की संख्या भी मात्र 19,869 है, जिसमें आधा संक्रमण तो तबलीगियों ने ही फैलाया है। अमेरिका में 8,49,092 लोग संक्रमित हो चुके हैं और 44,625 मर भी चुके हैं, जबकि अमेरिका आबादी और उसके घनत्व में भारत का एक-तिहाई भर ही है।

यहाँ लाखों में लोग संक्रमित हो गए हैं। देश भर के आधे से ज्यादा जिलों में अब तक एक भी संक्रमण नहीं है। क्या यह सकारात्मक बात नहीं है? यही है लॉकडाउन और सोशल डिस्टेंसिंग का कमाल। अब एक गिलास लगभग भरा हुआ है और थोड़ी सी जगह खाली भी है। आप लगभग भरा हुआ नहीं देखेंगे और जो एक सेंटीमीटर खाली है, उसी को देखेंगे, दुनिया को दिखाएँगे और पूरे विश्व में प्रकाशित करेंगे। यह तो नकारात्मक सोच है। इससे परहेज करने की जरूरत है। हम देखें कि कैसे पूरे विश्व में युद्ध हुआ कोरोना के खिलाफ। यह वायरस चीन से उत्पन्न हुआ और पूरे यूरोप और अमेरिका में फैल गया। यूरोप और अमेरिका के सभी देशों में चिकित्सा की सुविधाएँ, आम जनता में शिक्षा का स्तर, समझदारी का स्तर यह सब तो भारत से कई गुना बेहतर था, लेकिन वहाँ नुकसान ज्यादा हुआ और सीमित मेडिकल संसाधनों के साथ एक बड़े वर्ग के अशिक्षित या अर्ध- शिक्षित आबादी रहने के बावजूद और तबलीगी जमात जैसे नासमझ लोगों की बेवकूफी से उत्पन्न समस्या के बावजूद हमने काफी हद तक कोरोना को विश्व भर में सबसे बेहतर नियंत्रित किया है और आशा है कि अगले कुछ दिनों में अपने देश में इसमें गिरावट का ट्रेंड भी देख लेंगे।

जब कभी भी किसी के जीवन में किसी भी प्रकार की चुनौती सामने आती है तो चुनौती के दो पहलू होते हैं—एक तो खतरा होता है और दूसरा अवसर होता

है। उदाहरणस्वरूप मान लीजिए कि आपका मोबाइल फोन है। इस अनुसंधान ने एक अवसर उत्पन्न किया है कि आप कहीं से और किसी से भी बात कर सकते हैं, वीडियो कॉल कर सकते हैं, फोटो भेज सकते हैं; लेकिन इसके साथ एक खतरा भी जुड़ा हुआ है। इस मोबाइल फोन का कोई दुरुपयोग भी कर सकता है। आपके बैंक खाते में कोई हेरफेर भी तो कर सकता है। आपके नाम से गलत संदेश भी दुनिया भर में भेजा जा सकता है, इसलिए किसी भी ऐसी चुनौती को हमें स्वीकार जरूर करना चाहिए और उसके द्वारा उपलब्ध कराए अवसरों का पूरा उपयोग भी जरूर करना चाहिए; किंतु खतरों से जरूर सावधान रहना चाहिए। आज कोरोना ने एक बहुत बड़ा खतरा उत्पन्न किया है समाज के लिए, लेकिन जरा सोचिए, कितना बड़ा अवसर भी तो प्रदान किया है कोरोना ने। आज लॉकडाउन में हम सभी घर पर हैं। आप भी घर पर हैं। मैं भी घर पर ही हूँ, क्योंकि कोरोना से निबटने का एक ही तो उपाय है, सोशल डिस्टेंसिंग। अभी 9 अप्रैल तक मैं सांसद था। 2014 अप्रैल से अभी तक जब मैं संसद् जाता था तो सुबह उठने के साथ संसद् के कागजातों में उलझा रहता था। किसी तरह नहा–धोकर अपने नोएडा आवास से तैयार होकर रास्ते में गाड़ी में ही जलपान करता हुआ संसद् किस तरह समय से पहुँचूँ, इसकी जल्दी में लगा रहता था। फिर दिन में संसद् और अपने सरकारी आवास का दिन भर चक्कर लगा ही रहता था। रात में आठ बजे, कभी 10 बजे तथा कभी–कभी 12 बजे जब अपने नोएडा निवास स्थान पर लौटकर आता था तो सिवाय श्रीमतीजी से मिलने के और किसी से भेंट भी नहीं होती थी। बेटा, बहू, पोता, मेरी पोतियाँ इनके तो दर्शन कभी होते नहीं थे। कभी–कभी स्कूल जाने से पहले यदि मैं संसद् के लिए निकल नहीं गया होता था तो हमारे पास बच्चे आकर सिर्फ एक मिनट के लिए गुड मॉर्निंग करने आते थे।

अब, देखिए कैसा परिवर्तन आया है। मैं आपको बताता हूँ, मेरी शादी को 45 वर्ष हो गए। आज तक मैंने अपनी श्रीमतीजी के साथ पूरा एक महीना कभी भी नहीं बिताया है। बच्चों के साथ तो कोई सवाल ही नहीं है। अब मेरे इस आनंद की अनुभूति कीजिए। लॉकडाउन के शुरू होने के बाद शुरू के दो–चार रोज तो ऐसा लगा कि काम कैसे होगा ? फिर मैंने अपने जीवन का ढाँचा बदला या दिनचर्या खुद बदल गई। सुबह पहले की तरह से नहा–धोकर तैयार होता हूँ। पूजा–पाठ करके, जलपान करके अपने घर में ही मेरा जो कार्यालय का कमरा है, उसमें आकर बैठ जाता हूँ। फिर इंटरनेट खोलकर मेल चेक करके, इ–मेल करके पूरे पत्राचार, फोन कॉल, वीडियो कॉल से बातें करता रहता हूँ। प्रतिदिन एक लेख लिखता हूँ।

लॉकडाउन है, अत: उनको डिक्टेशन भी रिकॉर्ड करके भेजता हूँ और जब वे ड्राफ्ट मेल करते हैं तो उसमें संशोधन कर लेख समाचार-पत्रों को भेजा जाता है, जिसे आप दूसरे दिन सुबह उठते ही पढ़ लेते हैं। पूरा एक महीना कैसे बीत गया, पता ही नहीं चला। काम में कोई अवरोध हुआ ही नहीं। स्वास्थ्य भी कहें तो पहले से बेहतर ही है। सारा खान-पान भी शुद्ध रूप से घर का ही है। समय से मिल जाता है, उसका आनंद अलग है। बच्चों के साथ समय बिताने का आनंद और उसकी अनुभूति का कहना ही क्या?

अब दुनिया का हाल देखिए। सड़कों पर गाड़ियाँ नहीं चल रही हैं। प्रदूषण का स्तर नीचे जा रहा है। नदियाँ भी साफ हो रही हैं। नीलगाय और हिरण सड़कों पर स्वच्छंद घूम रहे हैं। सुबह-शाम पक्षियों की चहचहाहट कानों में गूँजती रहती है। नीला आसमान देखने को मिलता है। सूर्योदय और सूर्यास्त देखने का अलग ही आनंद है। पहले कभी-कभी सूर्योदय तो देख भी लेता था, सूर्यास्त तो संसद् में ही बीत जाता था; लेकिन अब अपनी बालकनी में खड़ा होकर उसका आनंद लेता रहता हूँ। कभी-कभी श्रीमतीजी और बच्चे भी प्राकृतिक सौंदर्य का आनंद लेने चले आते हैं। आपको जानकर सुखद आश्चर्य होगा कि जो आँकड़े अस्पतालों से प्राप्त हो रहे हैं, उसके हिसाब से साँसों से संबंधित और हृदयाघात की बीमारियों के जो केस अस्पतालों में आते थे या भरती होते थे, उनमें 40 प्रतिशत की कमी हो गई है। यह मैं नहीं कह रहा हूँ। ये एम्स के डॉक्टर कह रहे हैं। जब गाड़ियाँ सड़क पर नहीं चल रही हैं तो लगभग देश में प्रति मिनट जो एक व्यक्ति की मौत होती थी दुर्घटना से, वह लगभग बंद हो गई है। बच्चे बहुत आराम से और समय से घर पर ही ऑनलाइन क्लासेज कर रहे हैं। उनको इसमें आनंद भी आ रहा है। मम्मियाँ भी साथ क्लास कर लेती हैं तो होमवर्क पूरा करवाने में आसानी हो रही है। बच्चों ने इससे पहले कभी दादा-दादी का प्यार समझा ही नहीं था। अब वे ऊधम भी मचा रहे हैं, कहानियाँ भी सुना रहे हैं और सुन भी रहे हैं। शायद धरती माता ऐसा ही परिवर्तन का इंतजार कर रही थी। यह ठीक है कि बहुत से होटलों में, रेस्तराँ के कामों में कमी आई है। मानता हूँ कि चाट-पकौड़ों के ठेले नहीं हैं। वह अब घर में ही बनता है। मेरी दोनों पोतियों में स्पर्धा इसी बात की रहती है कि कौन बेहतर व्यंजन बनाकर दादा-दादी को खिलाए, लेकिन जो दफ्तरों में जाने की भागदौड़ मची रहती थी और जगह-जगह जाम लगा रहता था दफ्तर जाने के वक्त या दफ्तर छूटने के वक्त, वह तो समाप्त हो गया है। लगभग सभी दफ्तरों में जो कुल हजारों-लाखों टन क्षमता वाले एयर कंडीशनर लगे हुए थे और उससे जो वातावरण में गरम हवा निकलकर जा रही थी

की जिंदगी पर न पड़ने दें। यह जरूर देखें कि उनका जीवनयापन भी सही ढंग से चलता रहे। आज चाहे अमीर हो या गरीब, सभी मोबाइल का इस्तेमाल कर रहे हैं। सभी यू-ट्यूब देख रहे हैं। व्हाट्सएप कर रहे हैं। थोड़ा सा और उन्हें प्रशिक्षित कर दीजिए तो वे भी प्रौद्योगिकी का इस्तेमाल आसानी से सीख ही जाएँगे।

एक नया अवसर आया है कोरोना के रूप में। इस अवसर को मजबूती से पकड़ लीजिए, यह ध्यान रहे कि कोरोना आपको न पकड़े और एक नए युग की ओर एक नई दिशा में मजबूती के साथ नई ऊर्जा और उमंगों के साथ आगे बढ़िए। भारत का भविष्य उज्ज्वल है।

□

रहम करो प्रवासी मजदूरों पर

कोरोना वायरस के बहाने देश दीन-हीन प्रवासी मजदूरों की दर्दनाक हालात से रूबरू हो गया है। कोराना वायरस की चेन को ध्वस्त करने के लिए शुरू किए गए देशव्यापी लॉकडाउन के बाद पैदा हुए हालातों से समझ आ गया कि हमारे यहाँ बिहार, झारखंड, पश्चिम बंगाल, उत्तर प्रदेश, उड़ीसा, छत्तीसगढ़ और असम आदि राज्यों के मजदूरों को लेकर कई राज्य सरकारों और नौकरशाही का रवैया कितना निर्ममतापूर्ण रहा है।

गुजरात में भूखे-प्यासे प्रवासी मजदूरों पर लाठियाँ बरसाई जाती हैं। पंजाब, महाराष्ट्र और तमिलनाडु में भी इन्हें इनसान तक नहीं समझा गया। अब कहीं

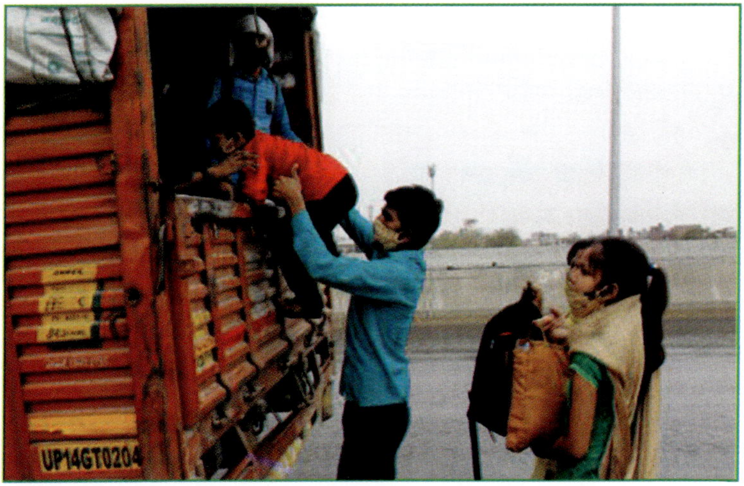

जाकर इन्हें घर भेजने की व्यवस्था शुरू हुई है। यह पहले भी हो सकती थी। इसके कार्यान्वयन में देरी ने सशक्त मजदूरों का दयनीय और मजबूर दृश्य देश के सामने प्रस्तुत किया है, जिससे बचा जा सकता था। इसके लिए केंद्र सरकार और राज्य सरकारों का लचर आपदा प्रबंधन, लापरवाह कार्ययोजना से मोदी सरकार की नेक छवि बदनाम हुई है। ये मजबूर मजदूर लंबे समय तक अपने घरों से हजारों मील दूर दर-दर की ठोकरें खाते रहे थे। मेरे फेसबुक पर हजारों प्रवासी मजदूरों ने गुहार लगाई। इनसे वाहियात किस्म की अपेक्षाएँ की जा रही हैं। जरा सोचिए कि जो अधिकांश प्रवासी मजदूर हिंदी या क्षेत्रीय भाषाओं में भी अपना नाम नहीं लिख सकते, उन्हें स्मार्टफोन पर घर जाने के लिए फॉर्म भरने के लिए कहा गया, वह भी अंग्रेजी में। किसी भी राज्य का हेल्पलाइन नंबर और नोडल अधिकारियों का नंबर तो बस खानापूर्ति के लिए ही था। खुद कोशिश करके फॉर्म डाउनलोड करके भरकर देख लीजिए। आपको जन्नत की हकीकत समझ आ जाएगी। कोई व्यवस्था इतनी अमानवीय कैसे हो सकती है? क्या ये नौकरशाह एक गरीब अर्ध-शिक्षित मजदूर की क्षमता या मनोदशा का आकलन करने में असमर्थ थे। यह ठीक है कि अब ज्यादातर मजदूर स्मार्ट फोन भी रखते हैं। व्हाट्सएप भी करते हैं, यू-ट्यूब पर फिल्में भी देखते हैं, लेकिन एक करोड़ मजदूरों में लाख-दो लाख को छोड़कर वे इंटरनेट और डाटा का काम तो नहीं जानते न? यदि वे इतना ही जानते होते तो मजदूरी करने को मजबूर क्यों होते? नौकरशाहों ने मजदूरों के कल्याण की जो कागजी योजना बनाई, वह मजदूरों को पागल करने वाली है।

पंजाब के लुधियाना, अमृतसर तथा जालंधर वगैरह शहरों में बिहार तथा झारखंड के लाखों मजदूर फँसे रहे। वे दाने-दाने को मोहताज थे। पर राज्य के मुख्यमंत्री अमरिंदर सिंह को तो राज्य में शराब की दुकानें खोलने की जल्दी पड़ी थी। वे पंजाबी टी.वी. चैनलों को दिए इंटरव्यू में शराब के ठेके खोलने पर पूरा ज्ञान बाँट रहे थे। पंजाब को खेती में अभूतपूर्व सफलता बिहारी मजदूरों के खून-पसीने की वजह से ही मिली है। पर मजाल है कि अमरिंदर सिंह या उनके किसी मंत्री ने इन मेहनतकशों के लिए कभी दो शब्द भी बोले हों। ये प्रवासी मजदूर राशन तथा दवा की भारी किल्लत का सामना करते रहे। पर इनके हक में वहाँ पर कोई नहीं खड़ा हुआ। पंजाब सरकार यह न भूले कि कल्याणकारी लोकतांत्रिक व्यवस्था में भीषण आपदा काल में वंचित वर्ग की मदद करने का दायित्व स्थानीय सरकार का ही होता है। यह कोई अहसान नहीं होता। पर महलों में रहने वालों को मजदूर की चिंता कब

होती है। अमरिंदर सिंहजी तो राजपरिवार में जनमे हैं। दिन भर मेहनत करके रात की रोटी का इंतजाम करने वालों की चिंता इन्हें कैसे होगी ?

गुजरात में तो सच में हद ही हो गई। वहाँ पर मजदूरों को पीटा गया। सूरत में लॉकडाउन के दौरान झोपड़ियों में बंद मजदूर भूख से बेहाल होकर जब रोटी के जुगाड़ के लिए बाहर निकले तो पुलिस ने उनपर लाठियाँ बरसानी शुरू कर दीं। इतना अमानवीय व्यवहार अपने ही देश में मजदूरों के साथ हुआ। पुलिसिया एक्शन के बाद मजदूरों ने कई राजमार्गों पर उग्र विरोध किया। किसने सोचा था कि इन मेहनतकशों को यह दिन भी देखना पड़ेगा। बेशक भूख मनुष्य को बहुत साहसी बना देती है। अपने भूखे बच्चे का पेट भरने के लिए मजदूर भी जान पर खेल गए। गुजरात पुलिस की यह कार्यशैली बड़ी निर्ममतापूर्ण रही है। उनसे यह अपेक्षा तो नहीं की थी, जबकि वहाँ के पुलिस महानिदेशक स्वयं बिहार के मिथिलांचल के उन्हीं गाँवों से आते हैं, जो पूरे देश को लाखों की संख्या में मजदूर भेजता है। अगर प्रवासी मजदूर यह ठान लें कि जिन राज्यों में इनके साथ दुर्व्यवहार हुआ है, वे उन राज्यों में वापस नहीं जाएँगे तो क्या होगा ?

सारे देश ने देखा कि प्रवासी मजदूर किन भारी किल्लतों को झेलने को मजबूर हुए। कितने अपने घरों की तरफ पैदल जाने के दौरान सड़कों पर गिरकर मर भी गए।

खैर, मोदी सरकार ने अंततः मजदूर स्पेशल ट्रेनों को चलाने का फैसला किया है, यह स्वागत योग्य है। यानी अब प्रवासी मजदूर अपने-अपने घरों को वापस चले जाएँगे। अब दूरदराज इलाके में फँसे ज्यादातर प्रवासी मजदूरों की वतन वापसी हो जाएगी। इसके बाद उन आँसू भरी दास्तानों में शायद कुछ कमी आए जो बीच रास्तों में खौफनाक मौतों से जुड़ी होती हैं। सचमुच जब यह जानने को मिलता है कि महाराष्ट्र से दस युवा मजदूर साइकिलों से अपने गाँव के लिए निकले थे। वे करीब 350 किलोमीटर चल चुके थे। मध्य प्रदेश की सीमा में पहुँचे। तेज धूप और थकावट के चलते उनका एक साथी निढाल हुआ तो सब रुके। इलाज मिलने से पहले ही वो चल बसा। इसी तरह पंजाब से अलीगढ़ पैदल जाता एक मजदूर ग्रेटर नोएडा में भूख और थकान से चल बसा। मुंबई से कितने ही असहाय मजदूर साइकिलों पर उड़ीसा तक चले गए। जरा सोचिए कि इतने कठिन सफर के दौरान उन्हें कितने अवरोध और दिक्कतें आई होंगी। कितने ही स्थानों पर पुलिस ने लाठियाँ बरसाई होंगी। यह भी ठीक है कि रास्ते में ही कुछ लोगों ने इन गरीबों के भोजन और विश्राम का इंतजाम भी किया होगा।

जहाँ प्रवासी मजदूरों को लेकर अधिकतर राज्यों का रुख पत्थर दिल रहा, वहीं उत्तर प्रदेश के मुख्यमंत्री योगी आदित्यनाथ ने साबित किया कि अब भी कुछ राज्यों की सरकारों का जमीर मरा नहीं है। योगी ने प्रवासी मजदूरों को सुरक्षित अपने घरों तक पहुँचाने के लिए सबसे पहले 10 हजार बसों की व्यवस्था करने का फैसला किया है। अन्य राज्यों से आने वाले मजदूरों की मेडिकल स्क्रीनिंग के लिए 50 हजार से अधिक मेडिकल टीमें लगाई जा रही हैं। रेल द्वारा मजदूरों की वापसी के लिए पहली पहल झारखंड के युवा मुख्यमंत्री हेमंत सोरेन ने की, जो प्रशंसनीय है।

इस बीच गुजरात, महाराष्ट्र और कर्नाटक से ट्रेनें प्रवासी मजदूरों को लेकर उत्तर प्रदेश पहुँच रही हैं। इनमें आए लोगों को जिलों में बनाए गए क्वारंटाइन सेंटर में भरती कराया जाएगा। फिर उनका मेडिकल टेस्ट होगा। उसके बाद ये घर जा सकेंगे।

खैर, इस संक्रमण काल में मानवीयता की तमाम मिसालें भी सामने आ रही हैं। इनसे कुछ तो सुकून मिलता है कि समाज ने गरीब प्रवासी मजदूरों की मदद की। उन्हें उस समय सहारा दिया, जब सरकारें अपनी जिम्मेदारी से भाग रही थीं।

अब चूँकि देश भर में प्रवासी मजदूरों की घर वापसी हो रही है तो सरकारों को उनके लिए तत्काल रोजगार के बारे में सोचना होगा। एक करोड़ से ज्यादा प्रवासी मजदूर पूरब लौट रहे हैं। इनके रोजगार का बड़ा संकट उत्पन्न होगा। इससे निपटने की चुनौती भी रहेगी। प्रधानमंत्री नरेंद्र मोदी ने तो देश को भरोसा दिलाया है कि देश आर्थिक मोर्चे पर ठीक है। उनके दावे-वादे पर भरोसा करना होगा, लेकिन धूर्त, लापरवाह और भ्रष्ट नौकरशाहों पर भी शिकंजा कसना होगा।

अब स्थानीय सरकारों को मजदूरों को उनके घरों के आसपास ही रोजगार के विकल्प देने होंगे। इस लिहाज से इन्हें कुटीर उद्योगों से या कृषि से संबंधित छोटे उद्योगों से जोड़ा जा सकता है। बेशक यह काम तुरंत तो नहीं हो सकता। पर इस तरफ गंभीरता से तत्काल शुरू की जाने लायक योजनाएँ बनानी होंगी। इन मजदूरों के बच्चों की शिक्षा की तरफ भी सोचना होगा। इनके बच्चों को स्कूलों में दाखिला दिलवाने की पहल भी सरकारें करेंगी ही, ऐसी आशा की जाती है। यही मौका है, जब योगीजी अपनी 'एक जनपद-एक उद्योग' की योजना को मूर्त रूप दे सकते हैं। उत्तर प्रदेश, बिहार, झारखंड, उड़ीसा वापस लौटे मजदूरों से उनके स्किल की जानकारी प्राप्त कर उसका डाटाबेस तैयार कर लिया जाए तो इन राज्यों में संबंधित उद्योग स्थापित करने के लिए इच्छुक उद्योगपतियों की लंबी कतारें इन पूर्वी राज्यों में लग सकती हैं, क्योंकि उद्योगों को सबसे भारी समस्या कुशल कामगारों की कमी

ही तो होती है। इस तरह, ये मजबूर मजदूर अपने प्रदेशों के लिए निवेश खींचने वाली एक मजबूत शक्ति बनकर उभर सकते हैं।

एक बात जान लें कि अब ये प्रवासी मजदूर उन स्थानों पर वापस जाने में तो जरूर हिचकेंगे, जहाँ पर इनके साथ जानवरों की तरह का व्यवहार हुआ है। गरीब इनसान भी स्वाभिमानी तो होता है। उसे याद रहता है कि किसने उसके साथ कब और कैसा व्यवहार किया। अगर वे वापस नहीं आएँगे तो महानगरों में बनने वाली इमारतों को खड़ा करने के लिए मजदूर नहीं मिलेंगे। ये ही गरीब तो खड़ी करते हैं गगनचुंबी इमारतें और बड़े-बड़े हाइवे तथा ओवरसीज। अब दूसरे राज्यों में जाकर फसलों को उगाने के लिए भी मजदूर नहीं मिलेंगे। यह बात पंजाब और हरियाणा भी याद रख लें। एक तरह से अब इन समूह राज्यों के लिए भी एक चुनौती भरा अवसर आया है कि वे अपने राज्य के युवकों को कुशल कामगार बनाएँ।

□

कब तक रहेगा वर्क फ्रॉम होम

अब यह कमोबेश सबको समझ आ गया होगा कि वैश्विक महामारी कोविड-19 के साथ हमें रहना सीखना ही होगा। इस बात को इस तरह से भी समझा जा सकता है कि जब तक इस भयानक महामारी की कोई वैक्सीन ईजाद नहीं होती, तब तक तो बचाव के अलावा कोई दूसरा रास्ता नहीं है। इसलिए जरूरी है कि फैक्टरियाँ, दफ्तर आदि भी खुलें।

देश में विगत मार्च महीने के तीसरे हफ्ते से ही लॉकडाउन के हालात बने हुए हैं। ये अनिश्चितकाल के लिए तो नहीं रहेंगे। केंद्रीय सड़क परिवहन, राजमार्ग और लघु उद्योग मंत्री नितिन गडकरी ने भी तो अब यह कहा कि सरकार सोशल

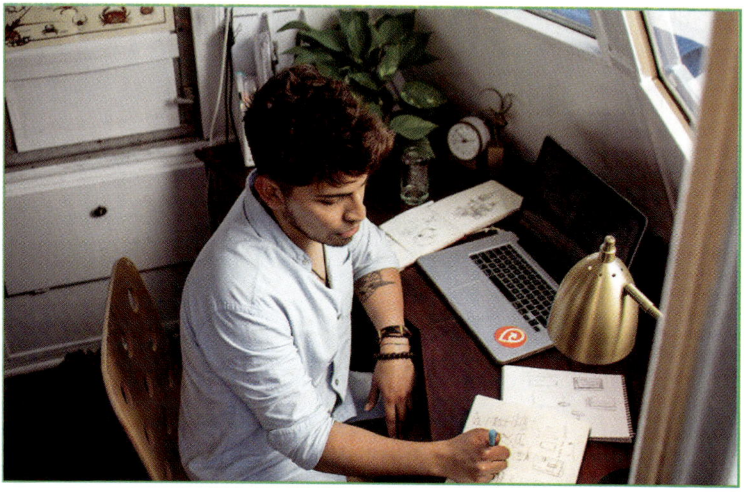

डिस्टेंसिंग का पालन करते हुए सार्वजनिक परिवहनों के संचालन के लिए दिशा-निर्देश तैयार कर रही है। उन्होंने कहा, "पब्लिक ट्रांसपोर्ट भी जल्द ही शुरू हो सकता है।" गडकरीजी ने जो कहा, उसके संकेतों से साफ है कि सरकार अब जिंदगी दुबारा से पहले की तरह बहाल करने की तरफ बढ़ रही है। वह ऑरेंज और ग्रीन जोनों में शर्तों के साथ ज्यादातर कारोबारी गतिविधियों की छूट देने की योजना बना रही है। ग्रीन जोन के अंदर बसें भी चलाई जा रही हैं। पिछली 4 मई से ग्रीन और ऑरेंज जोन में टैक्सी और कैब को भी संचालन की अनुमति दे दी गई है। इसमें ड्राइवर के अलावा एक ही यात्री बैठ सकता है। मतलब ये है कि अब दफ्तर और लंबे समय तक तो बंद नहीं किए जा सकते है। ये तो खुलेंगे ही और खुलने भी लगे हैं।

राजधानी दिल्ली तथा मुंबई में कई रीयल एस्टेट कंपनियों, चार्टर्ड एकाउंटेंट फर्मों, प्रकाशन समूहों वगैरह के दफ्तर खुलने लगे हैं। दिल्ली के दरियागंज में किताबों और स्टेशनरी की दुकानें भी खुल गईं, हालाँकि अभी इधर ग्राहक तो कम ही आ रहे हैं। नई सड़क में तो थोक में स्टेशनरी का सामान मिलता है। यहीं से पड़ोसी राज्यों के दुकानदार भी माल खरीदते हैं।

इस बीच, सबको पता है कि लॉकडाउन के काल में भी अनेक सरकारी महकमे सामान्य तरीके से काम करते ही रहे थे, जिनमें अस्पताल, बिजली, पानी, बैंक आदि के विभाग शामिल थे। इनमें रोज की तरह से काम होता रहा था। पहले से कुछ ज्यादा ही। हाँ, अगर बात बैंकों की करें तो उनमें तो सोशल डिस्टेंसिंग के नियमों का सख्ती से पालन हो रहा है। चूँकि बैंकों में रोज बड़ी संख्या में ग्राहक आते हैं, इसलिए बैंक चार-पाँच लोगों से ज्यादा को बैंक के अंदर आने नहीं देते। इसके साथ ही सारे बैंककर्मी काम के वक्त मास्क और दस्ताने भी पहनते हैं।

बहरहाल अब कमोबेश सभी दफ्तर धीरे-धीरे खुलने लगेंगे। देश की अर्थव्यवस्था को पटरी पर लाने के लिए यह जरूरी भी है कि दफ्तर और फैक्टरियाँ चलें, इसलिए इनके ताले खुलेंगे। हाँ, अभी इनमें कोविड-19 के फैलने से पहले के हालात देखने को तो हरगिज नहीं मिलेंगे। जब तक कोविड-19 महामारी की कोई वैक्सीन ईजाद नहीं हो जाती, तब तक तो सावधानी बरतनी ही होगी। यह काम संभव है और जरूरी भी।

फिलहाल जो दफ्तर खुल चुके हैं या आने वाले दिनों में खुलने जा रहे हैं, उनके बीमार कर्मियों से कहा जाएगा कि वे घर में ही रहें। जिन मुलाजिमों को बुखार, खाँसी और साँस लेने में तकलीफ है, वे भी अपने दफ्तर को तुरंत सूचित करें। जो

कर्मी स्वस्थ हैं, पर जिनके परिवार का कोई सदस्य भी कोविड-19 की चपेट में है, वह भी दफ्तर आने से बचें। वे किसी भी सूरत में दफ्तर न आएँ। इसके साथ ही गंभीर रोगों से जूझ रहे कर्मी भी फिलहाल दफ्तर से दूर ही रहें। यह सावधानी बरती जाएगी, तभी हम खतरों से बच सकते हैं।

जो दफ्तर खुल रहे हैं, वे भी देखें कि उनके यहाँ पर काम करने वाले कर्मचारी कम-से-कम एक मीटर की दूरी बनाकर ही बैठें। अगर दफ्तर में कोई बाहरी व्यक्ति आता है तो उससे भी संबंधित व्यक्ति तय फासले पर रहकर ही मिले या बात करे।

कहने की जरूरत नहीं है कि दफ्तर खुलेंगे तो वहाँ पर बैठकों के दौर तो शुरू हो ही जाएँगे। हर दफ्तर में दिन की और आगे की रणनीति बनाने के लिए बैठकें होती ही रहती हैं। उन बैठकों के बाद ही रणनीति बनती है। इसलिए कोशिश की जाए कि ये बैठकें उन जगहों पर हों, जहाँ सब लोग कम-से-कम एक-एक मीटर की दूरी पर बैठे हों। सबने मास्क पहना हुआ हो। अब तक हरेक दफ्तर में सेनेटाइजर रख ही दिया गया है, ताकि सभी कर्मी सेनेटाइजर को लेकर 20-25 सेकंड तक हाथ कायदे से धो सकें।

देश के चोटी के उद्योगपति और महिंद्रा ग्रुप के चेयरमैन आनंद महिंद्रा ने कहा है कि बदलते हालातों में वर्क फ्रॉम होम का कल्चर तो बढ़ेगा ही, इसके अलावा कोई दूसरा चारा नहीं है। पूरे विश्व में और भारत में भी एक नई कार्य-संस्कृति का जन्म हो रहा है और उपाय भी नहीं है। पर इसका मतलब यह कतई नहीं है कि परंपरागत दफ्तर अब पूरी तरह खत्म हो जाएँगे। वे भी चलेंगे। सबको पता है कि आनंद महिंद्रा जब किसी मसले पर अपनी बात रखते हैं तो उसे आमतौर पर नजरअंदाज नहीं किया जाता। सरकार भी उनकी राय को सुनती है। वे कुछ समय पहले फैक्टरियों को खोलने की भी माँग कर चुके हैं। यानी अब दफ्तर और फैक्टरियाँ अधिक बंद नहीं रह सकतीं। हाँ, वर्क फ्रॉम होम तो अब भी रहेगा। आई.टी., मीडिया और दूसरे बहुत से सेक्टरों में वर्क फ्रॉम होम चलेगा। वह तो पहले भी चल ही रहा था।

कोविड-19 से बचाव करते हुए किस तरह से दफ्तर और औद्योगिक इकाइयाँ खोली जाएँ, इस विषय पर प्रोजेक्ट बैकलिंक्स के गौरव मेहरोत्रा ने एक गहन रिपोर्ट भी तैयार की है। उनकी रिपोर्ट के अनुसार, "जो कंपनियाँ नई और विषम परिस्थितियों में फिर से खुलेंगी, उन्हें अपने कैफेटेरिया और जिम को तो फिलहाल बंद ही रखना चाहिए। अभी पिछले कुछ वर्षों से अधिकतर दफ्तरों में लंबे-चौड़े कैफेटेरिया चालू हो गए हैं। वे दिन-रात चलते हैं। उनमें पेशेवर आते-जाते रहते हैं।

इन्हें बंद रखने का यह लाभ होगा कि सोशल डिस्टेंसिंग के नियमों का पालन होता रहेगा।" कैफेटेरिया के खुले रहने पर कर्मी इधर पहले की तरह से आकर बैठना भी शुरू कर सकते हैं। इसी तरह से जिम भी फिलहाल नहीं खोले जाने चाहिए। लॉकडाउन के दौर में लोगों ने घरों में रहकर ही व्यायाम करना तो सीख ही लिया है।

बेशक, यदि सोशल डिस्टेंसिंग के नियमों का पालन करते हुए दफ्तर, फैक्टरियाँ और बाजार खुलें तो जिंदगी में कुछ हद तक पहले की तरह से ही व्यापारिक गतिविधियाँ चलने लगेंगी। यह सबके हित में है। इससे एक तो देश में आर्थिक गतिविधियाँ चालू होने लगेंगी, दूसरे लोगों को फिर से काम-धंधा भी मिलने लगेगा। कोई माने या न माने, घर में रहकर काम तो सिर्फ अनुभवी पेशेवर ही कर सकते हैं। उन्हें ही यह सुविधा भी मिल सकती है। सब लोग उनकी तरह से भाग्यशाली नहीं होते। बाकी लोगों को तो घर से निकलना ही होगा रोटी-रोजी कमाने के लिए।

□

बेबस मजदूरों को कोई तो बचाए

कोरोनाकाल की मौजूदा विपत्ति ने देश के लाखों-करोड़ों बेबस-असहाय गरीब प्रवासी मजदूरों को सच में सड़क पर लाकर खड़ा कर दिया है। वे भूखे-प्यासे बीवी-बच्चों सहित सड़कों पर हैं। हादसों में मारे जा रहे हैं। अब तक करीब चार सौ प्रवासी मजदूरों के हादसों में शिकार होने की खबरें मिली हैं।

ताजा घटना कल रात सहारनपुर-मुजफ्फरनगर राजमार्ग पर हुई, जिसमें पंजाब से पैदल अपने घर गोपालगंज, बिहार जाते हुए इन प्रवासी श्रमवीरों को एक तेजी से आती हुई रोडवेज की बस ने पीछे से टक्कर मारकर बुरी तरह

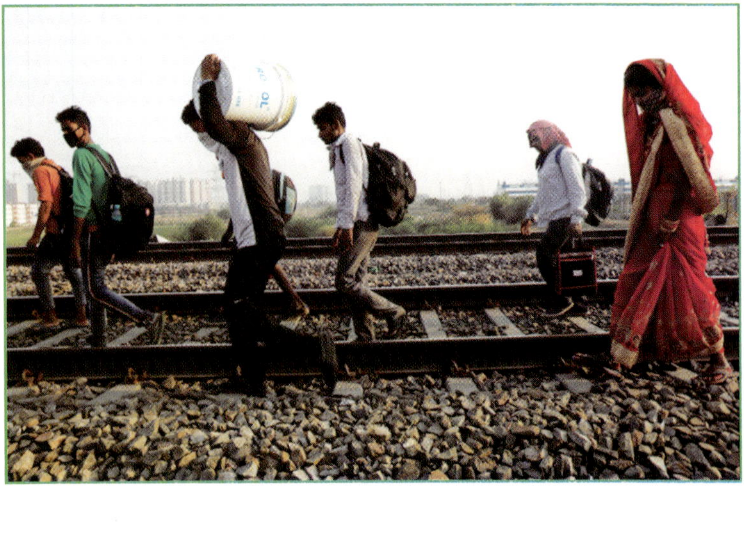

कुचल दिया। हादसे में कम-से-कम छह मजदूरों की मौत हो गई और कई अस्पताल में हैं।

भारत से कैरिबियाई टापुओं और अफ्रीकी देशों में ले जाए गए मजदूरों के संघर्ष, यंत्रणा और बाद में उनके उत्थान और शिखर को छूने की कई कहानियाँ तो देश और पूरा विश्व सुनता रहा है, लेकिन अपने ही देश में प्रवासी मजदूरों की इस दुर्दशा से हरेक संवेदनशील भारतीय दुःखी है।

हालाँकि केंद्र और राज्य सरकारें मजदूरों को उनके घरों तक पहुँचाने का भरसक प्रयास तो कर ही रही हैं। पर लगता है कि किसी स्तर पर अब भी अनेक कमियाँ-खामियाँ बची हैं। अब देखिए कि मध्य प्रदेश के गुना के पास एक सड़क दुर्घटना में उत्तर प्रदेश के 8 मजदूर मारे गए हैं। 50 से ज्यादा घायल हैं। वे सब एक ट्रॉला में बैठकर घर लौट रहे थे। घायलों में कुछ की हालत अभी भी नाजुक है। इससे पहले बीते दिनों महाराष्ट्र के औरंगाबाद में बदनापुर-करमाड रेलवे स्टेशन के पास मालगाड़ी से कटकर जान गँवाने वाले 16 प्रवासी मजदूरों की मौत की खबर से तो पूरा देश दहल गया था। अब उस घटना के कारणों की जाँच हो रही है। उसके होने या न होने से क्या फर्क पड़ता है। हादसे में मारे गए मजदूर मध्य प्रदेश के रहने वाले थे। मजदूर जालना में एक कंपनी में काम कर रहे थे। लॉकडाउन की वजह से मजदूर यहीं फँसे रह गए थे। 5 मई को मजदूरों ने घर लौटने के बारे में सोचा, क्योंकि उन्हें जहाँ पर वे काम करते थे, वहाँ से हटा दिया गया था। कुछ दूर सड़क मार्ग से चलने के बाद मजदूरों ने औरंगाबाद के पास रेलवे ट्रैक के साथ चलना शुरू कर दिया। ये करीब 40 किलोमीटर पैदल चलने के बाद थोड़ा आराम के लिए रुके थे। थकने की वजह से रेलवे पटरी पर ही आराम करने लगे। उन्हें झपकी आ गई और ट्रेन उनके ऊपर से आगे निकल गई। कहने को तो गुना, औरंगाबाद, मुजफ्फरनगर और दूसरी अनेक घटनाएँ हादसा ही है, लेकिन सरकारों को इसकी नैतिक जिम्मेदारी तो लेनी ही होगी। उन्हें बताना होगा कि ये हादसे क्यों हुए? उत्तर प्रदेश में मथुरा के पास भीषण सड़क हादसे के शिकार 7 मजदूर मध्य प्रदेश के छतरपुर जिले के थे। ये किसी तरह टेंपो में भरकर लौट रहे थे कि रास्ते में ट्रक ने टक्कर मार दी। इससे पहले एक ट्रक की छत पर सवार झारखंड के दो प्रवासी मजदूरों की दुर्घटना में मौत हो गई। इसी तरह उड़ीसा में मजदूरों को ला रही एक बस तेलंगाना में दुर्घटनाग्रस्त हो गई, जिसमें कई श्रमवीर मारे गए। ग्रेटर नोएडा में पंजाब से आगरा लौट रहे एक श्रमवीर ने भूख और गरमी से सड़क पर ही दम तोड़ दिया।

एक बड़ा सवाल यह भी है कि सरकारें और उनके विभागों से जुड़े अफसर

और दूसरे मुलाजिम क्यों नहीं मजदूरों को उनके घरों तक पहुँचाने में मदद कर पा रहे हैं? यह ठीक है कि सरकारी कर्मियों ने कोरोना वायरस की भूमिका को बेहतरीन तरीके से अंजाम दिया है। सारा देश इस सच्चाई से वाकिफ है। पर काफिलों में अपने घरों की तरफ बढ़ रहे मजदूरों का हादसों में मारा जाना दुःखद तो है ही, उससे सरकारी तंत्र की कलई भी खुल रही है। क्या इन मजदूरों को सड़कों पर मरने के लिए छोड़ दिया जाए? आखिर मजदूर सड़कों पर निकले ही क्यों? क्या यह उन राज्य सरकारों की अक्षमता, लापरवाही और इन श्रमवीरों के प्रति संवेदनहीनता को नहीं दरशाता, जहाँ से वे अपने गाँवों की ओर चल पड़े।

अगर बात भारत की 2011 में हुई जनगणना की करें तो तब देश में करीब 6 करोड़ प्रवासी मजदूर थे। यह संख्या अब तो काफी बढ़ चुकी होगी। इन करोड़ों प्रवासी मजदूरों में 2 करोड़ प्रवासी मजदूर तो अकेले उत्तर प्रदेश और बिहार के ही हैं। कोरोना के बाद लगे लॉकडाउन के बाद से इनका वापस अपने राज्यों, शहरों, गाँवों में जाने का सिलसिला शुरू हुआ, जो अबतक जारी है। ये सैकड़ों किलोमीटर का सफर तय कर अपनी मंजिल की तरफ बढ़ रहे हैं। उनके पैरों में छाले पड़ गए हैं। इनके साथ इनकी पत्नी और बच्चे भी हैं। कई गर्भवती महिलाओं ने सड़कों पर ही बच्चे को जन्म भी दिया और कुछ घंटे विश्राम के बाद नवजात शिशु को गोद में लेकर घर वापसी की यात्रा पर फिर चल पड़ी। इन्हें देखकर हर हिंदुस्तानी का सिर शर्म से झुक जाता है। आखिर यह देश बीते 70 सालों में क्या बना? देश ने इस दौरान क्या विकास किया? हो सकता है कि देश में एक बड़ा मिडिल और अपर मिडिल क्लास खड़ा हो गया हो। कुछ लोग करोड़पति और अरबपति भी हो गए हों। पर देश के गरीबों के हालात तो अभी भी नहीं सुधरे। उसके पास आज खाने को कुछ नहीं है। वह तो दाने-दाने को मोहताज है। देश ने आखिर पिछले सत्तर सालों में अपने गरीबों को हक देने के संबंध में कुछ क्यों नहीं सोचा? इन वक्त के मारे मजदूरों के बच्चों और औरतों की मुसीबतों की कहानियाँ बयाँ करना भी आसान नहीं है। जरा सोचिए कि इनके बच्चों को सुबह-शाम दूध कौन दे रहा होगा? इन प्रवासी मजदूरों की औरतों के बारे में भी सोचिए। ये सुबह नहाने-धोने के लिए कहाँ जाती होंगी? इनमें से बहुत सी महिलाओं का मासिक धर्म भी चल रहा होगा। इन्हें सेनेटरी पैड कहाँ से मिल रहे होंगे? इन मजदूरों की ट्रक में कूदकर चढ़ने वाली तसवीरों को देखकर कलेजा मुँह को आ जाता है।

अब इन प्रवासी मजदूरों से हटकर शहरों-महानगरों के घरों में काम करने वाली घरेलू औरतों के बारे में भी जरा सोचें। ये कुछ घरों का चूल्हा-चौका करके

अपनी गृहस्थी की गाड़ी को चलाती हैं। आमतौर पर इनके पति शराब की लत के शिकार होते जा रहे हैं। यानी इनकी मेहनत के बल पर इनका घर चलता है। पर आजकल इन्हें इनके मालिकों के घरों में आने नहीं दिया जा रहा है। कहा जा रहा है कि ये जिधर जाएँगी, वहाँ पर कोविड-19 का संक्रमण फैला देंगी। इनके सामने भी भुखमरी का भयंकर संकट है। सरकारों को इन घरेलू कामगार औरतों के संबंध में भी विचार करना होगा। इन्हें तुरंत राशन और राहत चाहिए। ये सब किराए के घरों में रहती हैं। समझ नहीं आ रहा है कि ये घरों का किराया कैसे दे पाएँगी? देश के महानगरों में लाखों कामगार घरेलू औरतें रहती हैं। इन्हीं के दम पर कार्यशील महिलाएँ अपने घरों को छोड़कर अपने दफ्तर जाती हैं। यह तो साफ है कि कोविड-19 ने सबके सामने बड़ा संकट खड़ा कर दिया है। इस चुनौतीपूर्ण समय में सरकार और प्रशासन को तो आगे आना होगा।

एक बड़ी समस्या सरकारी अधिकारियों के संवेदनहीन रवैए के कारण भी है, जो इन मजदूरों या सामान्य नागरिकों के साथ पशुवत व्यवहार करने से बाज नहीं आते। कुछ दिन पहले बिहार में एक जिला कृषि पदाधिकारी ने एक होमगार्ड के जवान से सड़क पर कान पकड़कर उठक-बैठक लगवाई। वीडियो वायरल हुआ तो उन्हें निलंबित किया गया। कल ही प्रतापगढ़, उत्तर प्रदेश का एक अधिकारी एक प्रवासी मजदूर पर लात मारता दिखा। ऐसे नालायक और अमानवीय अधिकारी आपको सभी जगह मिलेंगे। इनका सही ढंग से इलाज किए बिना गरीबों का कल्याण कैसे होगा?

□

कब मिलेगी कोरोना की वैक्सीन

कोरोना वायरस ने दुनिया के हरेक इनसान की आँखों से आँसू निकलवा दिए हैं। सारी दुनिया की अधिकांश आबादी इस जानलेवा वायरस से बचने के लिए घरों के अंदर ही छिपी हुई है। अब पृथ्वी पर मौजूद हरेक धर्म, जाति, रंग, लिंग आदि से संबंधित मानव समाज की यह ही ईश्वर से प्रार्थना है कि कोरोना वायरस की कोई वैक्सीन जल्द-से-जल्द ईजाद हो जाए, ताकि दुनिया फिर से अपनी गति से चलने लगे। दफ्तर खुल जाएँ, कारोबार चालू हो जाए, स्कूल-कॉलेजों में छात्र-छात्राएँ आने लगें, बाजार खरीददारों से गुलजार हो जाए आदि और पूरी दुनिया कोरोना से पूर्व की जिंदगी में लौटे।

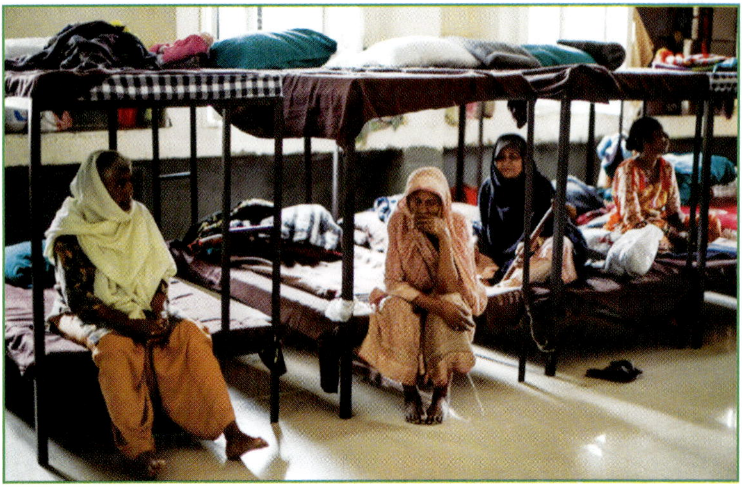

चूँकि कोरोना के कारण मौतें बढ़ती ही जा रही हैं, इसलिए सारी दुनिया में इसकी औषधि को खोजने की भी तलाश तेज हो चुकी है। बीते दिनों खबर आई थी कि चंडीगढ़ के पी.जी.आई. में कोरोना की वैक्सीन पर काम पूरा हो चुका है। इसके परीक्षण चल रहे हैं। कुल 40 लोगों पर इसका परीक्षण होना है। अगर भारत में कोरोना वायरस की कोई दवा मिल जाती है तो यह भारत के वैज्ञानिकों के लिए बड़ी उपलब्धि होगी। पर अभी इस दिशा में ठोस जानकारी मिलने का इंतजार है। पर यह कहना सही होगा कि प्रतिभाशाली इंजीनियरों और वैज्ञानिकों से भरे भारत में कभी भी उनमें कुछ सर्जनात्मक करने की संकल्प शक्ति भी है। हमने साइंस और प्रौद्योगिकी क्षेत्र में अभूतपूर्व सफलताएँ अर्जित तो नहीं की हैं, परंतु यह देश के लिए कोई गर्व की बात नहीं है कि भारत में बहुत कम औषधि अन्वेषण प्रयोगशालाएँ नई औषधियों के लिए शोध कर रही हैं। भारत सरकार द्वारा स्थापित केंद्रीय औषधि अनुसंधान संस्थान, लखनऊ के तमाम वैज्ञानिक दशकों से क्या खोज रहे हैं, यह भी समझ से बाहर है। केंद्रीय औषधि अनुसंधान संस्थान देश में स्थापित सबसे बड़ी प्रयोगशालाओं में से एक है। यह संस्थान भारतीय विज्ञान एवं उद्योग अनुसंधान परिषद् (सी.एस.आई.आर.) के संरक्षण में काम करने वाली 39 प्रयोगशालाओं में से एक है। इसका औपचारिक उद्घाटन 1951 में हुआ था। क्या इस प्रयोगशाला के वैज्ञानिकों से कभी किसी ने पूछा कि यहाँ से कितनी अहम औषधियों को ईजाद किया गया?

हमारे पास अवसर तो है, किंतु हमारी फार्मा कंपनियों ने अमेरिका और यूरोप से मुनाफाखोरी और सुविधाभोगी, होना भर ही सीखा है। उन्होंने कभी कोई बड़ी व्याधि की औषधि खोजी हो तो बताएँ। चीन कोरोना से अब बाहर आ चुका है, ऐसा बताते हैं, लेकिन हम अभी तक जूझ रहे हैं। आपको यह जानकर भी हैरानी होगी कि भारत में किसी भी उल्लेखनीय एलोपैथिक दवा को ईजाद नहीं किया गया है।

बहरहाल, आज के दिन दुनिया में दर्जनों जगहों पर कोरोना वैक्सीन पर काम चल रहा है। पिछली एक सदी के दौरान दुनिया में जब कोई संकट आया तो अमेरिकी वैज्ञानिक ही सबसे आगे खड़े मिले, यानी वे संकट का मुकाबला करने वालों में अहम रोल निभा रहे थे। अब अमेरिका समेत दर्जनों देशों में कोविड-19 की वैक्सीन खोजने के लिए दिन-रात काम चल रहा है। जानकारों का कहना है कि अमेरिकी वैज्ञानिकों ने कोरोना की वैक्सीन का सफल ह्यूमन परीक्षण भी कर लिया है। अब कहीं-न-कहीं से जल्द ही दवा आने की उम्मीद है। वैज्ञानिकों को उम्मीद है कि दवा जल्दी ही इस्तेमाल के लिए भी तैयार हो जाएगी। अभी क्लीनिकल परीक्षण

की तैयारी चल रही है। क्लीनिकल परीक्षण को ऑस्ट्रेलिया में अंजाम दिए जाने की तैयारी भी चल रही है।

विश्व स्वास्थ्य संगठन को लगता है कि कोरोना वैक्सीन के व्यावसायिक उत्पादन आने में अभी डेढ़ साल तक का समय लग सकता है, लेकिन वह यह दावा किस आधार पर कर रहा है, इसकी जानकारी उसकी तरफ से नहीं मिली है।

इस बीच, एक अमेरिकी कंपनी मॉडर्ना के बारे में कहा जा रहा है कि अगर उसके तीसरे चरण के परीक्षण सफल रहे तो दुनिया कोरोना को मात दे देगी। अमेरिका के राष्ट्रपति डोनाल्ड ट्रंप भी मॉडर्ना में हो रहे काम के आधार पर कह रहे हैं कि इस साल के अंत तक कोरोना की वैक्सीन मिल सकती है। यूरोप की भी कई प्रयोगशालाओं में वैज्ञानिक कोरोना के खिलाफ काम करने वाली वैक्सीन को तलाश रहे हैं। खबरें मिल रही हैं कि यूरोप की कुछ प्रयोगशालाओं ने वैक्सीन तैयार करने के स्तर पर कुछ ठोस उपलब्धियाँ भी दर्ज की हैं। इन्होंने इनसानों पर परीक्षण चालू कर दिया है और उसके अब तक के नतीजे भी अच्छे आए हैं। तो कमोबेश ये ही लग रहा है कि कोरोना के खिलाफ वैक्सीन जल्दी ही आने वाली है। पर वह अमेरिका या यूरोप की किस लैब से आएगी? हालाँकि अगर वह भारत में ईजाद हो तो बहुत ही सुखद होगा। हालाँकि अभी तक हमारे देश के रिकॉर्ड को देखकर इस तरह की संभावनाएँ करना जल्दी होगी।

इस बीच, कुछ जानकार यह मानते हैं कि भारतीय मीडिया ने 'कोरोना का कहर' और 'कोरोना का कोहराम' जैसे जुमले गढ़कर देशवासियों को डरा दिया है। अब अगर लॉकडाउन हट भी जाए, तब भी इसका डर बना ही रहेगा। अजीब स्थिति है कि किसी अस्पताल में कोरोना का एक रोगी मिलने पर भी पूरा अस्पताल सील कर दिया जाता है। अस्पतालों को सील करने से क्या होगा? अमेरिका, ब्रिटेन, फ्रांस, जर्मनी में तो कोई अस्पताल कोरोना रोगी मिलने के कारण बंद नहीं किया जाता। बेशक वहाँ भी कर दिया जाता, अगर वहाँ भी भारत की तरह के सरकारी बाबू मौजूद होते। राजधानी के हृदय रोग विशेषज्ञ दीपक नटराजन का सवाल वाजिब है कि क्या अस्पताल में जाने वाले लोगों को डराना सही है? यदि ऐसा हुआ तो अगले दो-चार सालों में हार्ट अटैक, कैंसर और स्ट्रोक से होने वाली मौतें कोरोना से कई गुना ज्यादा होंगी।

एक बात तो समझनी ही होगी कि जब तक कोरोना की वैक्सीन नहीं आती, तब तक हमें घर से बाहर निकलते हुए मुँह पर मास्क और हाथों में दस्ताने पहनने ही होंगे। सोशल डिस्टेंसिंग का हर सूरत में पालन करना ही होगा। दुर्भाग्यवश अब

भी शहरों तक में तमाम पढ़े-लिखे लोग इन छोटी-छोटी बातों पर गौर नहीं कर रहे हैं। मुझे दिल्ली पुलिस का एक आला अफसर बता रहा था कि लॉकडाउन के दौर में भी कुछ लोग बाजारों में बिना मास्क पहने सब्जी खरीद रहे होते हैं। अब आप इन लोगों के बारे में क्या कहेंगे? इनका तो भगवान् ही मालिक है। भारत में कोरोना के फैलाव को बढ़ाने में तबलीगियों से लेकर प्रवासी मजदूरों के मसलों ने बहुत गड़बड़ की। सरकार की भी अपनी सीमाएँ हैं। अब तो देश को कोरोना की वैक्सीन का ही सहारा है। आशा है कि यह जल्दी बाजार में आ जाएगी।

□

कौन फैला रहा कोविड-19 का जहर

कभी-कभी मन खिन्न हो जाता है कि सरकार की लाख कोशिशों के बाद भी कुछ धूर्त किस्म के लोग कोविड-19 से बचाव के लिए सरकारी दिशा-निर्देशों की बेशर्मी से अवहेलना कर रहे हैं। ये लोग सुधरने का नाम ही नहीं लेते। ये समझ ही नहीं रहे हैं कि इनकी लापरवाही और गैर-जिम्मेदाराना व्यवहार से वैश्विक महामारी कितना गंभीर रूप लेती जा रही है।

जाहिर है, इन लोगों के कारण ही भारत की कोविड-19 को हराने की जंग कमजोर हुई है। ये सोशल डिस्टेंसिंग का पालन करना तो अपनी तौहीन समझते हैं। इन्हें मुँह पर मास्क पहनना भी अपनी शान के खिलाफ ही लगता है।

बेशक, इसलिए ही केंद्र सरकार ने सभी राज्य सरकारों और केंद्र शासित प्रदेशों से कहा है कि वे कोविड-19 के प्रसार पर रोकथाम के लिए घोषित किए गए

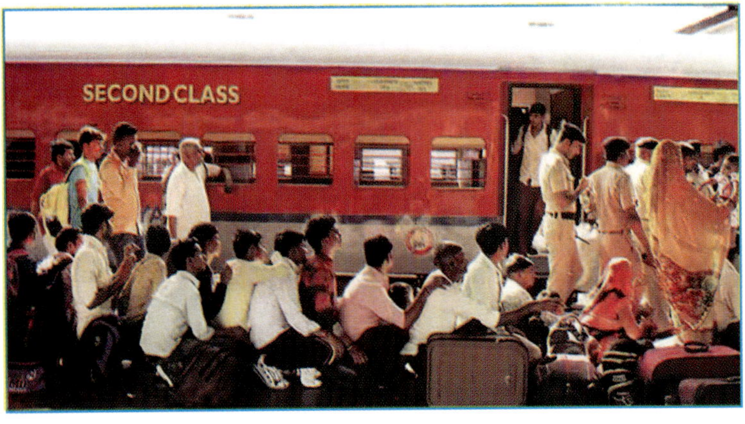

सभी उपायों को सख्ती से लागू करें। अब जरा देखें कि दिल्ली की जामा मसजिद में भी सरकारी दिशा-निर्देशों की अवहेलना करते हुए जुमा अलविदा वाले दिन धज्जियाँ उड़ाई जाती रहीं। अलविदा जुमा को रमजान के महीने का 'जुमा-तुल-विदा' भी कहते हैं, क्योंकि इसके बाद ही इसलाम में खुशियों का त्योहार ईद-उल-फितर आता है। इस बार रमजान का महीना कोविड-19 की वजह से फीका ही रहा। मुसलमानों ने इबादत, रोजा, नमाज, तरावीह सब घर पर रहकर ही पढ़ीं, क्योंकि लॉकडाउन के कारण मसजिदें बंद थीं। मसजिद में केवल वहाँ के इमाम तथा मुअज्जिन आदि समेत पाँच व्यक्ति ही नमाज अदा कर सकते हैं। इस दौरान बाहर के किसी व्यक्ति को मसजिद में आने की मनाही है। लगभग सभी मसजिदों में इस बात का पालन हुआ और मसजिदों के दरवाजे बाहरी लोगों के लिए बंद ही रहे, लेकिन गुजरे शुक्रवार को जुमा-तुल-विदा के मौके पर दिल्ली की जामा मसजिद में लगभग 50 से अधिक लोगों ने नमाज अदा की, जिसमें स्टाफ के अलावा कई बाहरी लोग और कुछ बच्चे भी शामिल थे। यह सब इमाम अहमद बुखारी की मौजूदगी में हुआ। यानी वे खुद ही कानून के खुले तौर हुए उल्लंघन के जिम्मेदार हैं। मुझे राजधानी के मशहूर वकील और शिक्षाविद् श्री मसरूर अहमद सिद्दीकी ने बताया कि इमाम साहब ने लॉकडाउन के नियमों का पालन नहीं किया, दफा 144 का भी उल्लंघन किया और हरेक आम नमाजी के अधिकारों का हनन भी किया, जो जामा मसजिद के दरवाजे बंद होने की वजह से अंदर नहीं जा पा रहे हैं। मुझे इमाम साहब की तमाम लोगों के साथ नमाज पढ़ते हुए फोटो भी दी गई हैं।

अब सवाल यह है कि क्या इमाम अहमद बुखारी कानून से ऊपर हैं? क्या वे जामा मसजिद को अपनी पैतृक संपत्ति समझते हैं कि जिसको चाहें मसजिद में बुला लें और जिसको चाहें भगा दें? उनके विरुद्ध कानून का उल्लंघन करने के लिए तुरंत उचित काररवाई होनी चाहिए। निश्चित रूप से दिल्ली पुलिस को इमाम साहब की इस हरकत की जानकारी होगी ही। अब देखना होगा कि उन पर कब और क्या काररवाई होती है?

दरअसल, देश भर में विभिन्न स्थानों से गृह मंत्रालय के दिशा-निर्देशों के उल्लंघन की सूचनाएँ लगातार मिल रही हैं। यह गंभीर मामला है। इस पर रोक लगनी चाहिए। हम सब देख ही रहे हैं कि शराब की दुकानों में भी सोशल डिस्टेंसिंग पर ध्यान नहीं दिया जा रहा है। हर छोटे-बड़े शहर में शराब की कतार में लोग एक-दूसरे से सटकर ही खड़े हो रहे हैं। इन शराब की दुकानों के सामने ग्राहकों की जुटी भीड़ के बीच कहीं भी एक मीटर की शारीरिक दूरी नजर नहीं आ रही। अब

पुलिस कितना इन लोगों को समझाएगी। शराब की दुकानें लॉकडाउन में छूट मिलते ही खुलवाई गई हैं। सरकारों का कहना है कि इससे राजस्व मिलेगा, जिससे सरकारें अपना कामकाज चला सकेंगी।

अब आने वाले समय में दफ्तर और बाजार खुलने लगेंगे, इसलिए भी यह समझना जरूरी है कि सरकार उन लोगों पर सख्त हो जाए, जो कोविड-19 की रोकथाम के लिए किए जा रहे उपायों को मानने के लिए तैयार नहीं हैं। यदि कोई इस बाबत लापरवाही करता है तो उसे तुरंत दंड दिया जाए। रात के कर्फ्यू को भी सख्ती से लागू करने की जरूरत है। इन्हीं प्रयासों से सामाजिक दूरी सुनिश्चित होगी और संक्रमण के प्रसार का जोखिम कम होगा। इस बीच, एक बेहतर काम लॉकडाउन की अवधि के दौरान यह हुआ कि देश में स्वास्थ्य के बुनियादी ढाँचों को मजबूत किया जाता रहा। इसी का नतीजा है कि लगभग 50 हजार कोविड-19 के रोगियों का इलाज हो चुका है, जिससे देश के मरीजों की रिकवरी दर 40.32 प्रतिशत तक पहुँच चुकी है। इसके साथ ही केंद्रीय एवं राज्य सरकारों के सामूहिक प्रयासों से साढ़े छह लाख कोविड देखभाल केंद्रों के साथ-साथ 3027 समर्पित कोविड अस्पताल एवं कोविड स्वास्थ्य केंद्र काम कर रहे हैं। इसके अतिरिक्त 2.81 लाख आइसोलेशन बेड, 31 हजार आई.सी.यू. बेडों से अधिक तथा 11 ऑक्सीजन समर्थित बेडों के साथ पहले ही समर्पित कोविड अस्पताल एवं कोविड स्वास्थ्य केंद्र दिन-रात काम कर रहे हैं।

यानी देश कोविड-19 को मात देने का कोई मौका देना नहीं चाहता। उसे सफलता भी मिलेगी। इसी क्रम में भारत सरकार के विज्ञान एवं प्रौद्योगिकी विभाग (डी.एस.टी.) के तहत एक स्वायत्तशासी संस्थान, जवाहरलाल नेहरू उन्नत वैज्ञानिक अनुसंधान केंद्र (जे.एन.सी.ए.एस.आर.) के अनुसंधानकर्ताओं की एक टीम ने कोविड-19 के लिए एक अन्वेषणात्मक भविष्यसूचक मॉडल का विकास किया है, जो रोग के उद्भव एवं इसके परिणामस्वरूप, जिन चिकित्सा आवश्यकताओं की जरूरत पड़ती है, उनके बारे में अल्पकालिक पूर्वानुमान उपलब्ध करा रहा है।

अगर सारा देश कोविड-19 से बचने के रास्ते पर चलने लगा तो हम इस पर काबू पा ही लेंगे। हाँ, कोविड-19 का असली अंत तो तब ही होगा, जब इसकी वैक्सीन ईजाद हो जाती है। पर देश के इमाम बुखारी जैसे महत्त्वपूर्ण नागरिकों को यह तो समझना ही होगा कि उनकी गैर-जिम्मेदारी के कारण देश में कोविड-19 के रोगी बढ़ सकते हैं। क्या वे भूल गए कि तबलीगी जमात के मुखिया मौलाना साद के कारण शुरुआत में ही देश में कोविड-19 के केस तेजी से बढ़े।

□

जो बने बेसहाराओं का सहारा

कोरोना वायरस से पैदा हुए हालातों के चलते दो तरह के लोग सामने आए हैं। पहले वे, जो संक्रमण को रोकने के लिए जारी लॉकडाउन को तोड़ने में पीछे नहीं रहे। यह करके उन्होंने बताना चाहा कि वे सरकार से ऊपर हैं। दूसरे, जो इस कठिन काल में बेबस लोगों की मदद को आगे आए।

अब तो लॉकडाउन कमोबेश खत्म हो गया है। विगत 1 जून से सरकार ने कंटेनमेंट जोन को छोड़कर बाकी जगहों पर मॉल और रेस्टोरेंट को भी खोलने की हरी झंडी दिखा दी है। अब 8 जून से मॉल और रेस्टोरेंट भी खुल सकेंगे। पर यह

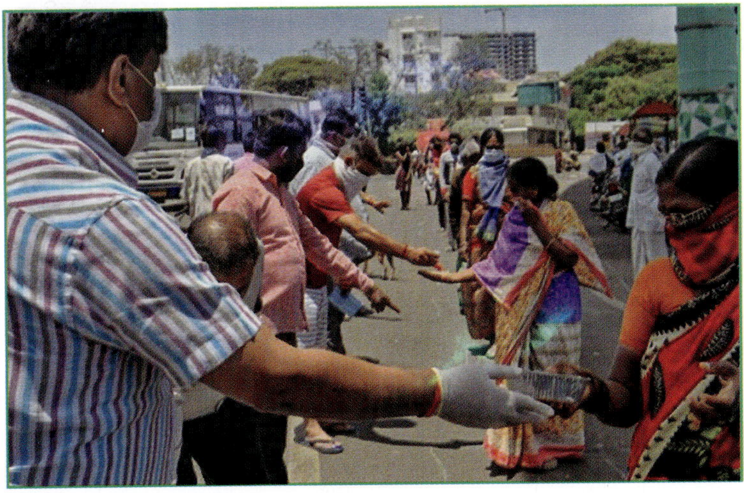

कहना प्रासंगिक होगा कि जहाँ देश के एक बड़े वर्ग ने लॉकडाउन का पूरी ईमानदारी के साथ पालन किया, वहीं एक छोटा समूह इसका बेशर्मी से उल्लंघन करने से पीछे नहीं हटा; हालाँकि सरकार ने लॉकडाउन के दौर में जरूरी सामान की दुकानों को खोलने की व्यवस्था तक करवा दी थी, ताकि लोगों को राशन, दवाई आदि लेने में दिक्कत न आए; लेकिन कुछ लोग किसी भी हालत में सरकारी दिशा-निर्देशों को मानने के लिए तैयार ही नहीं थे। इसका नतीजा यह हुआ कि कोरोना वायरस का संक्रमण दिन-पर-दिन देश में फैलता ही चला गया। लोग अकारण घरों से निकलने और मौज-मस्ती की वजह ढूँढ़ने से रुके नहीं।

देश के करनाल, गाजियाबाद, बेगूसराय जैसे शहरों में दुकानें खोली जाती रहीं। जब इन दुकानों पर पुलिस ने छापे मारे तो इन दुकानों के मालिक इन्हें खोलने के बहाने बताने लगे। ऐसे धूर्त लोगों के खिलाफ मुकदमे भी दर्ज हुए हैं, लेकिन ये नहीं सुधरे। यह मानना होगा कि लॉकडाउन को सफल बनाने के लिए देश भर की पुलिस ने बेहतरीन काम किया। पर उनकी मेहनत पर पानी डालने वाले भी सामने आते रहे। इन्हें स्थिति की गंभीरता का अहसास ही नहीं हुआ, हालाँकि पुलिस ने लॉकडाउन का उल्लंघन करने वालों पर विभिन्न धाराओं में केस भी दर्ज किए। अगर सजा की बात करें तो लॉकडाउन के दौरान पुलिस को अनेक और असीमित अधिकार प्राप्त हैं और दोषी होने पर उन्हें उम्रकैद तक सजा हो सकती है। दिल्ली पुलिस के एक वरिष्ठ अधिकारी मुझे बता रहे थे कि लॉकडाउन के शुरुआती दौर में बहुत से लोग अपनी कारों में बैठकर राजधानी का माहौल देखने के लिए भी मात्र हवा-पानी लेने के लिए निकलते रहे। कई लोगों को पुलिस ने पकड़कर पूछा। जाहिर है, उनके पास पुलिस के सवालों के जवाब नहीं थे। जब पुलिस ने उन पर एक्शन लेना शुरू किया तो वे पैरों में पड़ने लगे। हालाँकि इस बार पुलिस ने अपनी तरफ से किसी तरह की कोई राहत या रियायत नहीं दी।

वैसे कुछ ज्ञानी लोग कह रहे हैं कि अगर सरकार ने लॉकडाउन के स्थान पर सिर्फ धारा 144 ही लगा दी होती तो भी ठीक ही रहता। वे अपने तर्क में यह भी कहते हैं कि जनता को कोरोना के खतरों से जागरूक करने के लिए कुछ कार्यक्रम ही काफी थे। अब इन महान् आत्माओं को कौन बताए कि अगर लॉकडाउन न किया गया होता तो देश में कोरोना संक्रमित रोगियों का आँकड़ा लाखों में होता। पर इन्हें यह बात कहाँ समझ आने वाली है, हालाँकि यह सच है कि कोरोना के कारण सामान्य जीवन पंगु हो गया है। हरेक इनसान की परेशानियाँ बढ़ी और बिगड़ी हैं।

लाखों नौकरियाँ जा रही हैं। मजदूरों के साथ तो बेहद क्रूर और शर्मनाक अमानवीय व्यवहार किए जाते रहे हैं।

हालाँकि इस मुश्किल दौर में देश का सक्षम समाज आगे आया है। उसने बेबस-असहाय लोगों की भरपूर मदद की। मध्य प्रदेश के शहर ग्वालियर में समाज सेवी और लेखक डॉ. राकेश पाठक और उनके साथी पैदल ही अपने घरों की तरफ जा रहे प्रवासी मजदूरों के लिए लजीज भोजन की व्यवस्था कर रहे हैं। इन श्रमिकों को मिल रहे हैं स्वादिष्ट मालपुए, आलू की तरीदार सब्जी, एक सूखी सब्जी, देसी घी की पूड़ियाँ और मट्ठा। बाद में शुद्ध-साफ घड़े की सौंधी महक वाला ठंडा-ठंडा पानी भी। पियो तो पीते ही चले जाओ।

दिल्ली में कई समाजसेवी संस्थाएँ गरीबों के लिए छत से लेकर भोजन की व्यवस्था कर रही है। आर्य समाज की तरफ से पूर्वी दिल्ली के यमुना स्पोर्ट्स कॉम्पलेक्स में बिहार, उड़ीसा और पश्चिम बंगाल के हजारों मजदूरों को भोजन के पैकेट बाँटे जा रहे हैं। इन्हें मास्क भी दिए जा रहे हैं।

गुरुद्वारों द्वारा और राष्ट्रीय स्वयंसेवक संघ के कार्यकर्ताओं द्वारा तो पूरे देश में ही सेवा कार्य लगातार चल रहे हैं।

सबसे सुखद यह है कि कई इलाकों में निजी स्तर पर किसान और किसान संगठन भी प्रवासी मजदूरों की मदद के लिए आगे आ रहे हैं। अब बात उत्तर प्रदेश के शहर बिजनौर की करते हैं। यहाँ के किसान नेताओं ने तय किया है कि अगर उनके गाँव के सामने कोई मजदूर पैदल जाता दिखाई दे तो उसे किसी पेड़ की छाँव में अथवा किसी खाली स्कूल में रोककर जलपान अवश्य ही कराया जाएगा। जैसे कांवड़ यात्रियों को भंडारे लगाकर हाथ जोड़-जोड़कर किसान खाना खिलाते हैं, उसी भाव से इन मजदूरों को भी भोजन परोसा जा रहा है। बिजनौर के गाँव खिरना में काफी संख्या में मजदूरों को किसानों का सहारा मिला। किसानों ने उनके खाने-पीने, स्नान-ध्यान से लेकर आराम तक का इंतजाम किया। दरअसल देश के कई इलाकों में किसान प्रवासी मजदूरों के लिए ढाल की तरह बने खड़े हैं। हाल में राजस्थान के एक गाँव में मजदूरों ने एक स्कूल का जीर्णोद्धार कर चमका दिया, क्योंकि वहाँ के किसान परिवारों ने उनको मेहमान की तरह ऐसी खातिरदारी की थी कि और इतना बेहतर खाने-पीने का इंतजाम किया कि उनको लगा कि अगर बिना कुछ किए-धरे जाएँगे तो उनकी अंतरात्मा कोसेगी।

बेशक मौजूदा संकट का मुकाबला सरकार तब ही कर सकती है, जब उसे सामाजिक संगठनों का भरपूर साथ मिले। समाज के अंदर से ही मददगारों की फौज

खड़ी हो गई। कोई इन श्रमिकों के लिए फलों का इंतजाम करता तो कोई दवाओं का, कोई चरण पादुकाएँ ले आता तो कोई मास्क और सेनेटाइजर। ये सारे उदाहरण इस बात की गवाही हैं कि भारतीय समाज अब भी संवेदनशील और मानवीय है। वह दूसरों के कष्टों में खड़ा होता है। 'सर्वे भवन्तु सुखिनः, सर्वे सन्तु निरामया' उसके रग-रग में रचा-बसा है, हालाँकि कोरोना का खतरा हर इनसान पर आ गया है, फिर भी हजारों लोग उन्हें सहारा दे रहे हैं, जो बिल्कुल सड़क पर हैं। यही भारतीयता की पहचान है।

□

जान है तो जहान है

कोरोना का कठिन काल न मालूम कब खत्म होगा। इसने सारी दुनिया को तरह-तरह से संकट में डाल रखा है। लाखों लोगों की नौकरियाँ जा चुकी हैं। रोज ही पता चलता है कि फलाँ-फलाँ कंपनी ने अपने कर्मियों को नौकरी से हटा दिया। फिलहाल तो सरकारी नौकरियों के अलावा सभी नौकरियों पर संकट के बादल आ गए हैं। यह जरूरी नहीं है कि कौन इनसान किस पद पर काम कर रहा है। सभी को अपनी नौकरी जाने का खतरा सता रहा है। यह निश्चित रूप से आज के दिन एक दुर्भाग्यपूर्ण स्थिति है। सच में कोरोना ने तो पूरी देश-दुनिया को ही बदल दिया है। कभी सोचता हूँ कि हमने इस तरह के कौन से

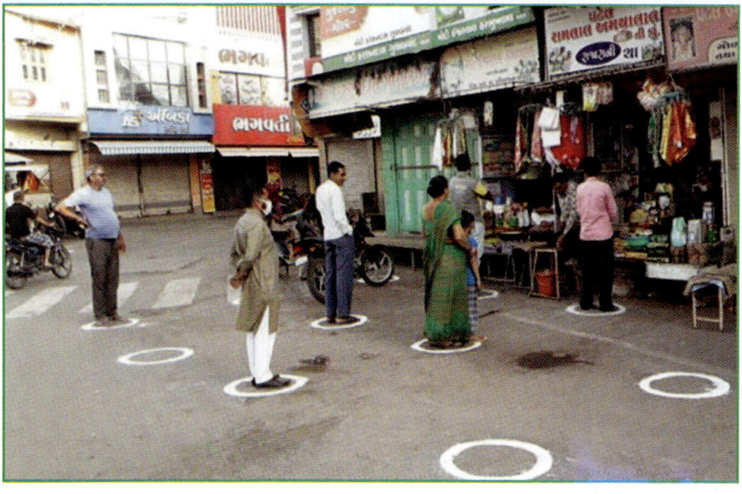

पाप किए थे कि हमारे जीवनकाल में ही कोरोना आ गया। इसके दुष्प्रभावों से तो दुनिया का हरेक इनसान परेशान है। इससे सबको मिलकर ही लड़ना होगा। जब तक इसकी कोई वैक्सीन नहीं आ जाती, तब तक इसके साथ ही हमें रहना सीखना होगा। इसके अतिरिक्त कोई दूसरा विकल्प भी तो नहीं है।

याद रखें कि संकटकाल ही हमें अवसर भी प्रदान करता है। सामान्य और बेहतर स्थितियों में इनसान आराम से जिंदगी गुजारता रहता है। पर जब हालात बिगड़ते हैं, तभी तो इनसान हाथ-पैर मारता है। जिन लोगों की नौकरियाँ कोरोना के कारण जा चुकी हैं, उन्हें घबराने की कोई विशेष जरूरत नहीं है। उन्हें घबराने से कुछ मिलेगा भी नहीं। उन्हें अब तुरंत अपना कुछ छोटा-मोटा काम-धंधा शुरू करने के बारे में सोचना होगा। वैसे भी ये दौर सिर्फ नौकरी करके गुजारा करने का नहीं रहा है। अब तो आप तब ही अपने को किसी बड़े झटके से बचा सकते हैं, जब आप कम-से-कम दो काम कर रहे हों। जो लोग मात्र नौकरी के सहारे रहते हैं, उनके लिए अब वक्त शायद निकल चुका है। उन्हें अब अपने को बदलना होगा। आप खुद अपने आसपास ही देख लें। अपने मित्रों और संबंधियों को देख ही लें। आप पाएँगे कि अधिकतर लोग कोई नियमित नौकरी नहीं कर रहे हैं। वे अपना ही कुछ काम करके अपने परिवार को आगे लेकर जा रहे हैं।

देश में साल 2018-19 के लिए आयकर रिटर्न 5.42 करोड़ लोगों ने भरी थी। सबसे अधिक आयकर रिटर्न भरने वालों में नौकरीपेशा लोग थे। एक मोटे अनुमान के अनुसार इनमें से 70 फीसदी तो नौकरीपेशा लोग ही थे। तो समझ लें कि 130 करोड़ की आबादी वाले देश में बहुत ही कम लोग ही अपना रोजगार करते हैं। अधिकतर अपना कोई काम-धंधा नहीं करते हैं।

बहुत साफ है कि अब जिनकी नौकरियाँ कोरोना की भेंट चढ़ गई हैं, उन्हें भी कुछ अपना काम करने के बारे में जल्द ही सोचना होगा। फिलहाल अगले कुछ वर्षों में तो बाजार में कम ही नौकरियाँ आएँगी। आपको यह देखना होगा कि आप किस काम को कायदे से जानते हैं। इसी क्षेत्र में अपने लिए अवसर तलाशें। देखिए कि कोरोनाकाल के बाद मास्क, सेनेटाइजर और दूसरे कोरोना संक्रमण से बचने के लिए जरूरी समान तेजी से बिकने लगे हैं। इनकी हर स्तर पर माँग बढ़ी है। क्या इनके उत्पादन में आप अपने लिए अवसर देख रहे हैं? अनेक लोग इन उत्पादों को बनाने और बेचने के काम से जुड़ गए हैं। जो बना नहीं सकते, बेचने में लग गए हैं।

अगर हम पीछे मुड़कर देखें तो साल 2020–21 के आम बजट में देश में ज्यादा–से–ज्यादा नौकरियों को सृजित करने पर जोर दिया गया था। यह समय की माँग भी थी। बजट प्रस्तावों में नौकरियों को सृजित करने वाली योजनाओं पर विशेष ध्यान दिया गया था। बजट प्रस्तावों से शिक्षा, इंफ्रास्ट्रक्चर, स्वास्थ्य, पर्यटन आदि क्षेत्रों में लाखों नौकरियों के सृजित होने की उम्मीद भी पैदा हुई थी। वित्त मंत्री निर्मला सीतारमण ने बजट भाषण में कहा भी था कि शिक्षा और नर्सिंग के क्षेत्र में सबसे ज्यादा नौकरियाँ आएँगी। हेल्थ सेक्टर तो लाखों लोगों को रोजगार दे ही रहा है। इस कोरोनाकाल में भी कम–से–कम इस हेल्थ सेक्टर में किसी की नौकरी तो नहीं ही गई होगी। देखा जाए तो हर आम बजट में नौजवानों को बेहतर रोजगार के अवसर प्रदान करवाने पर फोकस रखा जाता है। पर कोरोना ने सरकार की तमाम योजनाओं के आगे अवरोध खड़े कर दिए हैं। अब तो सरकार का पहला लक्ष्य कोरोना को हराना है। पर ये काम एक–दो दिन में तो नहीं होगा। इसमें वर्षों की मेहनत लगेगी।

इसके साथ ही कोरोना ने पर्यटन क्षेत्र का तो पूरी तरह सत्यानाश करके रख दिया है। इसमें रोजगार के बड़े अवसर पैदा होते रहते थे। पर लॉकडाउन में कोई घूमने कहाँ जाएगा। हर तरफ एक भय का वातावरण बना हुआ है। पिछले बजट में पर्यटन क्षेत्र के विकास के लिए 2,500 करोड़ रुपए रखे गए थे। भारत में पर्यटकों के आने की तादाद भी लगातार बढ़ रही थी। रोजगार भी बढ़ रहे थे। पर अब तो इस सेक्टर को भी नए सिरे से खड़ा करना होगा।

कोरोना के कारण कारोबार और उद्योग–धंधों को जो नुकसान हुआ है, नौकरियाँ और आजीविका जिस पैमाने पर खत्म हुई हैं और खेती–किसानी जैसे खत्म हुई है, उसके बाद तो बड़े पूँजीपतियों के पास भी वर्किंग कैपिटल नहीं है। वे भी संकट में हैं। लॉकडाउन के बाद बाजार खुल भी रहे हैं तो वहाँ पर ग्राहक ही नहीं हैं। पर धीरे–धीरे आने लगेंगे। हालात भी बेहतर होने लगेंगे। अब जिनकी नौकरियाँ गई हैं, उन्हें सिर्फ नई नौकरी की तलाश में ही नहीं लगे रहना चाहिए। उन्हें अपने कॅरियर के विकल्प खुले रखने होंगे। वे भगवान् के लिए सिर्फ नौकरी ही न खोजें। वे कोई छोटा ही सही, बिजनेस करें। एक बार इस तरफ सोचें तो सही। सरकार अब युवाओं को अपना कोई काम शुरू करने के लिए मुद्रा लोन देती है। अभी तक 19 करोड़ नौजवानों को मुद्रा लोन दिए जा चुके हैं। सरकार का लक्ष्य 30 करोड़ लोगों को लोन देने का है, ताकि रोजगार बढ़ाया जा सके। यह मुद्रा लोन देश के युवाओं और नवयुवतियों की सोच और

किस्मत को बदल सकता है। जिसने एक बार अपना कोई बिजनेस चालू करने के लिए लोन लिया हो तो फिर वह इनसान नौकरी की तरफ तो नहीं भागेगा। वह तो बिजनेस ही करेगा। यकीन मानें कि अगर इन नए उद्यमियों का काम-धंधा थोड़ा चल पड़ा तो ये कम-से-कम एक-दो लोगों को भी रोजगार दे ही देंगे। यानी एक झटके में देश की बेरोजगारी भी खत्म हो जाएगी और देश कोरोना के बड़े झटके से भी उबर जाएगा।

□

सावधानी में ही समझदारी

कोरोना वायरस के संक्रमण को मात देने के लिए चले लॉकडाउन के बाद मजबूरी में अब धीरे-धीरे बाजार-दफ्तर और अन्य काम-काज शुरू होने लगे हैं, लेकिन उनकी रफ्तार अत्यंत ही धीमी है। यह तो होना ही था। वैश्विक महामारी की चपेट में आने के कारण आम-खास सबकी आय पर भारी असर पड़ा है। इसलिए धीरे-धीरे ही तो स्थितियाँ सामान्य होंगी। इसलिए जो लोग अभी से दिल्ली, मुंबई, पटना, लखनऊ के बाजारों के सन्नाटे से दुःखी हो रहे हैं, उन्हें थोड़ा धैर्य तो दिखाना ही होगा।

अभी से यह उम्मीद करना कि लॉकडाउन के फौरन बाद बड़े बाजारों में सुबह

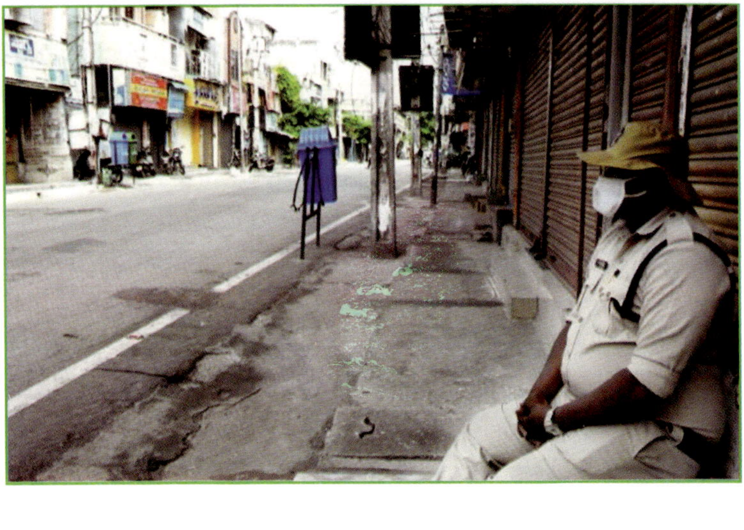

पर कोरोना संक्रमित रोगियों को भारी-भरकम बिल थमाए जा रहे हैं। यह स्थिति तुरंत ही रुकनी चाहिए। यह सच में घोर निराशाजनक स्थिति है कि पैसे कमाने की हवस के चलते कुछ अस्पताल पत्थर दिल हो गए हैं। उनके अंदर का इनसान मर गया है। आखिर सरकारें इन इनसानियत के दुश्मनों पर एक्शन लेने में देरी किस कारण से कर रही हैं? यह सभी सरकारों की भी अग्नि परीक्षा है। उन्हें देश के आम नागरिकों को कोरोना से बचाने के साथ-साथ इनसानों का खून चूसने वाले राक्षसों की भी कमर तोड़नी होगी।

□

हारेगा कोरोना, जीतेगी उम्मीद

वैश्विक महामारी कोरोना से पराजित होती दुनिया के सामने अचानक से एक उम्मीद की किरण दिखाई देने लगी है। ब्रिटेन की विश्वविख्यात ऑक्सफोर्ड यूनिवर्सिटी और रूस के वैज्ञानिकों ने कोरोना वायरस की वैक्सीन विकसित करने का लगभग एक ही साथ दावा किया है। इन दावों के बाद, मानो पूरी दुनिया की जान में जान आ गई है। लगने लगा है कि पृथ्वी और मानवता पर आया संकट अब खत्म होने ही जा रहा है। आज संसार का हर मनुष्य बच्चा-बूढ़ा सभी कोरोना वायरस से भयभीत हैं।

ऑक्सफोर्ड यूनिवर्सिटी ने जिस वैक्सीन की खोज की है, उसे मनुष्यों के लिए

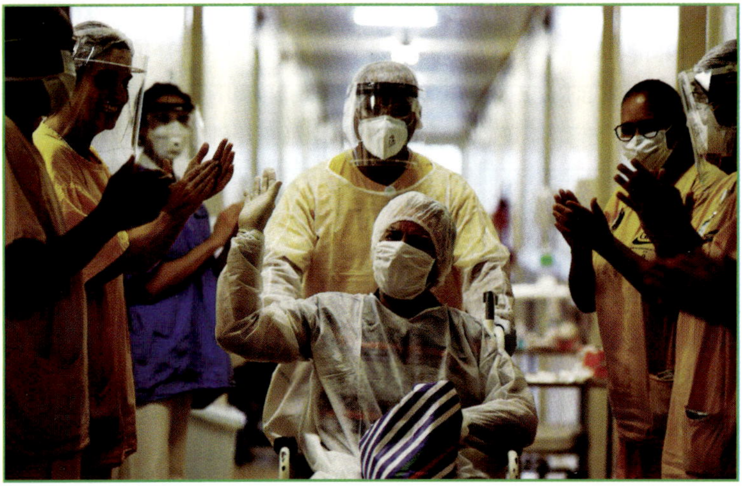

दरअसल, वैज्ञानिक किसी एक देश या समाज का नहीं होता। वह तो सबका होता है। वास्तव में वह विश्व नागरिक माना जा सकता है। इसलिए, क्योंकि उसके अनुसंधानों का लाभ तो सबको ही मिलता है। अभी ऑक्सफोर्ड यूनिवर्सिटी और रूस की उपलब्धियों से सारी दुनिया को ही तो लाभ होगा। अब वैज्ञानिकों के हित में भी कुछ विचार करना होगा। कोरोनाकाल से पहले हम सब यह सुनते थे कि फलाँ-फलाँ मिसाइल या बम से सारी दुनिया का विनाश हो सकता है। अब विनाश की बातें बंद होनी चाहिए। अब एक नई दुनिया के निर्माण के लिए विश्व भर के वैज्ञानिक कृतसंकल्प हैं।

□

कैसे लौटे बच्चों की खुशियाँ

कोरोना संक्रमण ने दुनिया को अनेक तरह से चोट पहुँचाई है। सच में इसने छोटे- छोटे मासूम बच्चों पर बहुत बड़ा अन्याय किया है। क्योंकि यह उन्हें अपने दोस्तों से दूर कर दिया है। खेल के मैदानों से पूरी तरह वंचित कर दिया है। जो बच्चे रोज अपने दोस्तों के साथ खेलते-पढ़ते और मस्ती करते रहते थे, उन सबकी खुशियों को कमबख्त चीनी कोरोना ने उनसे छीन लिया है। वे सिर्फ घरों की चहारदीवारी तक सिमटकर रह गए हैं। वे घरों में रहकर ही कंप्यूटर या मोबाइल पर ऑनलाइन पढ़ाई करने को बाध्य हैं। किसी भी परिस्थिति में ऑनलाइन पढ़ाई क्लास रूम की पढ़ाई का तो कभी विकल्प नहीं हो सकती न?

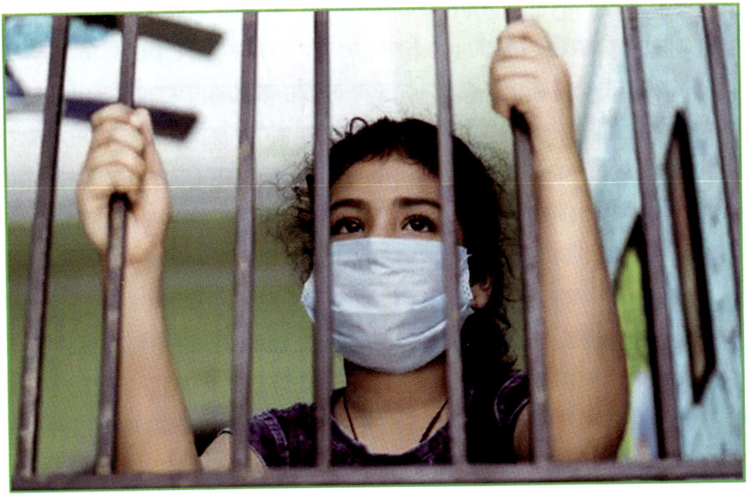

विद्यार्थियों की पढ़ाई जोर-शोर से चल रही होती है। वे ट्यूशन भी ले रहे होते हैं। पर कोरोना ने सब पूरी तरह बंद करवा दिया है।

राजधानी दिल्ली के मुखर्जी नगर में बिहार, उत्तर प्रदेश और उड़ीसा वगैरह से आए हजारों नौजवान फिलहाल अपने घरों को वापस जा चुके हैं। ये सब प्रतियोगी परीक्षाओं में भाग लेने के साथ-साथ आसपास के इलाकों में ट्यूशन पढ़ाकर अपना खर्चा भी निकालते थे। चूँकि सभी तरफ ऑनलाइन पढ़ाई हो रही है, इसलिए ये बाहरी राज्यों से आए नौजवान अपने-अपने घरों को चले गए। इनके लिए दिल्ली में किराए पर रहना और खाने का इंतजाम करना बेहद कठिन था। इन्हें इस दौर में कहीं से ट्यूशन का काम नहीं मिल रहा था। इन्होंने अपने मकान मालिकों से लॉकडाउन काल का किराया माफ करने को कहा तो इनकी फरियाद भी नहीं सुनी गई। फिलहाल तो कोरोना के खत्म होने का इंतजार है, ताकि दुनिया फिर से अपनी गति से चल सके। उम्मीद की जानी चाहिए कि कोरोना से लड़ने वाली वैक्सीन जल्दी ही ईजाद हो जाएगी और सामाजिक गतिविधियाँ अपनी पटरी पर वापस आ सकेंगी।

□

त्योहार और चुनाव की चुनौती

कोविड काल में त्योहारी और चुनावी मौसम का भी श्रीगणेश होने जा रहा है। नवरात्र, रामलीला, दुर्गापूजा, दशहरा, दीपावली और फिर छठ। इसके बीच में ही विधानसभा के चुनाव और उप-चुनाव भी हैं।

यानी एक के बाद एक धार्मिक और लोकतंत्र के पर्व। यह सब तब हो रहा है, जब आशंका जताई जा रही है कि जाड़े के दौरान कोरोना का असर बहुत बढ़ने वाला है। माना जा रहा है कि जैसे-जैसे जाड़ा बढ़ेगा, वैसे-वैसे कोरोना ज्यादा तेजी से फैलेगा। यह अधिक-से-अधिक लोगों को अपनी चपेट में लेगा, इसलिए दुनिया

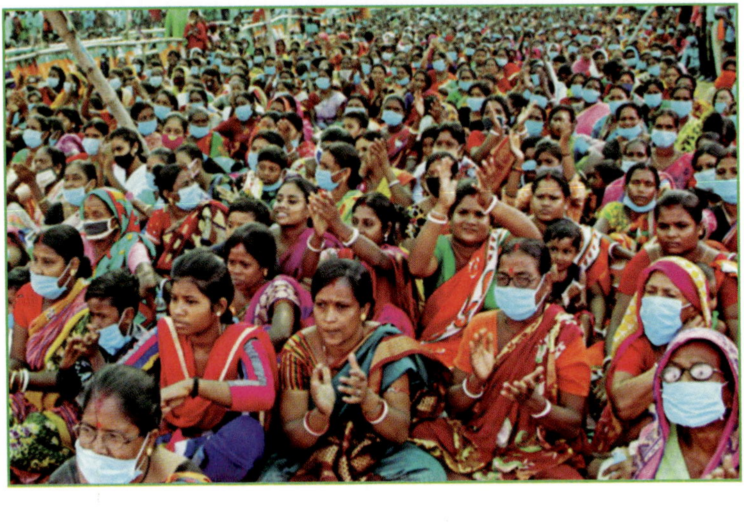

भर के कई वैज्ञानिक चिंतित हैं। उन्होंने यह देखा है कि अमेरिका, इटली, इंग्लैंड जैसे ठंडे देशों में कोरोना ज्यादा घातक रहा है। भय इसलिए है, क्योंकि माना जा रहा है कि ठंड के साथ बदलते मौसम के कारण कोरोना वायरस अधिक ताकत के साथ फैलेगा। तब दुनिया को कोरोना वायरस की 'सेकंड वेव' से भी दो-दो हाथ करना पड़ेगा।

भारत के लिए यह अनुमान सच में भयावह है, क्योंकि यहाँ सड़कों पर लापरवाह लोग, दुकानों के आगे भीड़, गली-मुहल्लों में खेलते, लड़ते, झगड़ते बच्चे और महिलाओं की बिंदास चटपटी चर्चाएँ जारी हैं। बिल्कुल पहले जैसा ही मंजर देखा जा सकता है। न मास्क, न सोशल डिस्टेंसिंग, न सावधानी, न सतर्कता और न ही किसी तरह की परवाह। कभी-कभी तो लगता है कि जैसे हर कोई निर्देशों की खिल्ली उड़ाते हुए कोरोना से लड़ने का मन बना चुका है। अब कोई सिर पर कफन ही बाँधकर घूमता फिरे तो कोई क्या कर लेगा उसका ? वह तो सीधे अपने भगवान् से संपर्क स्थापित कर चुका है। भगवान् उसे धरती पर रखें या अपने पास बुला लें।

दरअसल अब बिहार में विधानसभा चुनाव भी होने जा रहे हैं। मध्य प्रदेश और झारखंड आदि कुछ अन्य राज्यों में भी विधानसभा के उप-चुनाव होने जा रहे हैं। इन चुनावों की कैंपेन चालू हो गई है। पर मुझे यह कहते हुए अफसोस हो रहा है कि जनता या राजनीतिक दलों के नेता और कार्यकर्ता मास्क पहनने या सोशल डिस्टेंसिंग को लेकर कतई गंभीर नहीं हैं। इस आत्मघाती दुस्साहस पर गुस्सा भी आता है और अफसोस भी होता है। सरकारी स्तर पर बार-बार जनता को आगाह करने के बावजूद शहरी, ग्रामीण, शिक्षित, अशिक्षित सभी मौज में हैं। इन्हें कोरोना वायरस से कोई भय ही नहीं है। अगर इस तरह की लापरवाही बनी रही तो पता नहीं क्या करेगा कोरोना !

अगर आगे भी त्योहारों का आनंद लेना है तो कायदे से मास्क लगाओ, सोशल डिस्टेंसिंग का पालन करो, बार-बार साबुन से हाथ धोओ। कुछ समय के संकट के बाद यह कष्टकारी कोरोनाकाल तो समाप्त हो ही जाएगा। आखिर दुनिया भर में कोरोना का मुकाबला करने के लिए वैक्सीन तो बन रही है। दुनिया भर के वैज्ञानिक दिन-रात जुटे हुए हैं। अनुमान है कि अगले पाँच-छह महीने में वैक्सीन दुनिया के पास होगी।

अभी साफ-साफ नहीं कहा जा सकता है कि इस बार रामलीला या दुर्गापूजा के आयोजन किस तरह से होंगे। पर जैसे भी होंगे, वे विगत वर्षों की तुलना में बहुत छोटे स्तर पर होंगे। यही होना भी चाहिए। देखिए, इस मौके पर थोड़ी ही लापरवाही

बहुत भारी पड़ सकती है। जो गैर–जिम्मेदार लोग अब भी बाज नहीं आ रहे हैं, क्या इन्हें पता नहीं है कि अस्पतालों में भरती होने के लिए तथा इलाज कराने के लिए रोगियों की भीड़ भटक रही है। वहाँ इस कतार में उलटी करते, खाँसते, काँपते और साँस लेने को तरसते बूढ़े, बच्चे, जवान, महिलाएँ और पुरुष सब हैं।

अगर बात त्योहारी मौसम से हटकर चुनाव की करें तो चुनाव आयोग और स्थानीय प्रशासन के साथ–साथ राजनीतिक दलों को भी बहुत समझदारी से चुनावी रैलियाँ और छोटी सभाएँ आयोजित करनी होंगी। सभी दलों और नेताओं को जनता के पास वर्चुअल रैली के माध्यम से पहुँचना चाहिए। आखिर इन्हें अपनी बात ही तो जनता तक पहुँचानी है। उसे वर्चुअल रैली के माध्यम से भी पहुँचाया ही जा सकता है। भारतीय जनता पार्टी के वरिष्ठ नेता और केंद्रीय गृह मंत्री अमित शाह ने पिछले जून में वर्चुअल रैली के जरिए बिहार चुनाव का शंखनाद कर दिया था। अमित शाह ने देश की पहली वर्चुअल रैली 'बिहार जनसंवाद' को संबोधित किया था। इस दौरान शाह ने मोदी सरकार 2.0 के एक साल की उपलब्धियों का जिक्र करते हुए दावा किया कि बिहार में नीतीश कुमार के नेतृत्व में दो–तिहाई बहुमत से सरकार बनेगी। कोरोनाकाल में उस रैली का अनुसरण करते हुए अन्य दलों को भी वर्चुअल रैली करने के विकल्प पर विचार करना चाहिए था, पर हमारे यहाँ लगता है कि अब सकारात्मक विमर्श का दौर जा चुका है। वर्चुअल रैली पर तंज कसते हुए राष्ट्रीय जनता दल के राष्ट्रीय महासचिव और विधान परिषद् सदस्य कमर आलम ने कहा था कि अमित शाह की बिहार जनसंवाद वर्चुअल रैली हवा हवाई रही। उन्होंने यह नहीं कहा कि वर्चुअल रैली जनता तक पहुँचने का एक बेहतर जरिया है। वे तो अमित शाह के भाषण पर मीनमेख निकालते रहे।

वर्चुअल रैली की बजाय पहले की तरह चुनावी रैलियाँ और सभाएँ करने वाले याद रखें कि कोरोना के कारण अस्पतालों में शवों के अंबार लगे हैं, बिस्तरों के ऊपर मुर्दे, शवगृहों में अज्ञात, गुमनाम लाशें, जमीन पर असहनीय पीड़ा से रोते बिलखते कोरोना पीड़ित पड़े हैं। इसलिए आगे भी पर्वों और चुनावों को देखने या उनका आनंद लेने के इच्छुक लोग सँभल जाएँ। यह वक्त समझदारी दिखाने का है। यह मानकर चलें कि कुछ समय के बाद दुनिया फिर से पहले की तरह से चलेगी। अंधकार के बाद उजाला तो होगा ही। यही प्रकृति का नियम है। एक बार कोरोना पर विजय पाते ही कारें, सोना, नए घर वगैरह फिर बिकने लगेंगे। खरीदारों की कमी नहीं है। आपको याद ही होगा कि पिछले साल दीपावली से पहले तक सारे देश में यह वातावरण बनाया जा रहा था कि

मंदी के कारण कारों की बिक्री बिल्कुल बैठ गई है। पर यह अनुमान गलत निकला। तब हजारों कारों की बिक्री हुई। दिल्ली–एन.सी.आर. में ही मर्सिडीज बेंज और बी.एम.डब्ल्यू. जैसी लक्जरी कारें सैकड़ों की संख्या में बिकीं। कोरोना खत्म होने के बाद दुनिया फिर से पहले की तरह घूमेगी और खरीददारी करेगी। तब फिर फिर से सिनेमा घर, रेस्तराँ और शॉपिंग मॉल्स आबाद हो जाएँगे; पर अभी सबको सतर्क और सजग रहना ही हितकर है।

□

त्योहारों में कोरोना से बच के

कोविड और त्योहारों के मौसम का बहुत ही घनिष्ठ और घातक संबंध है। त्योहारों में लोग घरों से मंदिरों, धार्मिक स्थानों, बाजारों तथा सगे-संबंधियों के लिए निकलने लगते हैं। नतीजा यह होता है कि भीड़भाड़ बढ़ने के कारण कोविड का जिन्न सामने आकर खड़ा हो जाता है। पिछले साल दशहरा और दीपावली के बाद कोविड के रोगियों की बढ़ी हुई संख्या को सारे देश ने देखा था। अब जन्माष्टमी से त्योहारों का सीजन चालू हो चुका है। सारे देश ने जन्माष्टमी का पर्व वैसे तो बहुत संयम से मनाया। कहीं भी सार्वजनिक बड़े आयोजन नहीं हुए। इसका लाभ भी प्रत्यक्ष दिख रहा है।

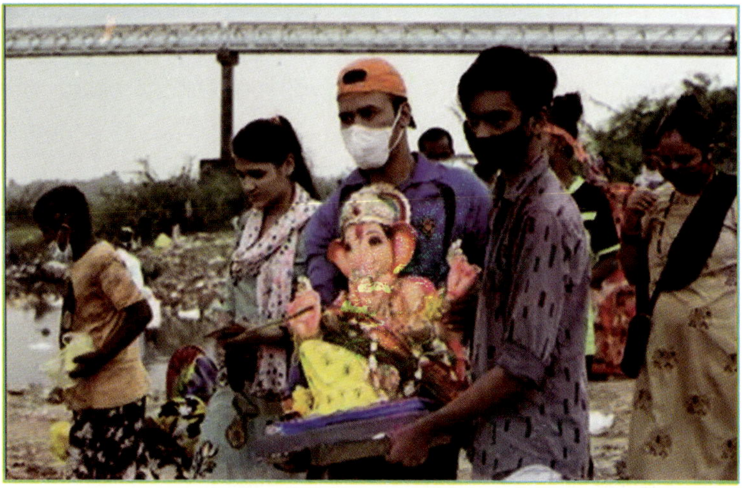

लगभग सारे देश में कोविड के केस घट रहे हैं। वैसे केरल इसका एक बड़ा अपवाद हो सकता है।

अब कोविड महामारी की तीसरी लहर की आशंका के बावजूद कर्नाटक सरकार ने राज्य में गणेश चतुर्थी समारोह की इजाजत दे दी है। समारोह तीन दिनों तक ही सीमित रहेगा। भगवान् गणेश की मूर्तियों को स्थापित करने और संबंधित उत्सव आयोजित करने के लिए स्थानीय जिला प्रशासन या बेंगलुरु शहर के क्षेत्रों में बृहत बेंगलुरु महानगर पालिका से पूर्व अनुमति जरूरी है। कर्नाटक के बाद महाराष्ट्र में भी गणेश चतुर्थी मनाने की अनुमति मिलना अब तय माना जा रहा है। आखिरकर गणेश चर्तुथी का असली आयोजन तो महाराष्ट्र में ही होता है, जिसे 1907 ई. में पुणे से लोक नायक बालगंगाधर तिलक ने अंग्रेजी शासन के विरुद्ध जनता को संगठित करने के उद्‌देश्य से किया था। अब अगर इन पर्वों को मनाने की इजाजत राज्य सरकारों द्वारा दी जा रही थी तो यह भी देख लिया जाना जरूरी है कि इनमें कोविड गाइडलाइंस को सख्ती से लागू भी किया जाए। इनके आयोजनों के दौरान किसी भी तरह की अराजकता न हो। अगर यह हुआ तो हमें फिर से कोविड के बढ़े हुए केस देखने को मिल सकते हैं। वह स्थिति तो बहुत भयानक होगी।

अब रामलीला का भी वक्त दूर नहीं है। दिल्ली, उत्तर प्रदेश और देश के बाकी हिंदीभाषी भागों में रामलीला का मंचन होगा या नहीं, इस पर जल्दी ही स्थिति साफ हो जानी चाहिए। हालाँकि कुछ रामलीला कमेटियाँ अभी से ही रामलीला मंचन को लेकर दावे भी कर रही हैं। इन सब आयोजनों में जनभागीदारी भी काफी गहरी रहती है, लेकिन भीड़ की स्थिति में कोविड गाइडलाइंस का तार-तार होना भी तो तय है। प्रशासन के लाख दावों और कोशिशों के बावजूद अभी भी कुछ लोग मास्क पहनना अपनी शान के खिलाफ समझते हैं। फिर भीड़ में सोशल डिस्टेंसिंग की बात करना भी बेमानी ही होगी। यह सब गंभीरता से चिंतन योग्य बातें हैं। दशहरे के दौरान ही दुर्गा पूजा भी होती है। उसमें भी पंडाल में खूब लोग जुटते हैं। दशमी के सोलहवें दिन दीपावली और उसके बाद मात्र दो दिन बाद भाई दूज और चित्रगुप्त पूजा और उसके तीन दिन बाद छठ का महापर्व है।

हालाँकि देश में कोविड पर काबू पाने के लिए टीकाकरण का काम भी तेजी से चल रहा है। एक-एक दिन में एक करोड़ से ज्यादा वैक्सीन भी लगाई जा रही हैं, पर फिलहाल जितना हो सके, हमें अपने को कोविड गाइडलाइंस के मुताबिक ही सख्ती से चलना होगा। अब भी बहुत से ऐसे लोग मिल जाते हैं, जो कहते हैं कि वे कोविड से लड़ने के लिए जरूरी टीका नहीं लगवाएँगे। वे इस बाबत कई

बेसिर–पैर के तर्क भी देते हैं। पर जो भी कहिए, फिलहाल तो हमारे पास सिर्फ यह टीका ही है, कोविड से बचाव के लिए एक कारगर हथियार है। अच्छी बात यह है कि कुछ राज्यों में टीकाकरण का काम शानदार तरीके से हुआ है। इस लिहाज से हिमाचल प्रदेश का नाम लेना होगा। वहाँ पर कोविड टीकाकरण की पहली खुराक सभी को सफलतापूर्वक लग गई है। इस तरह हिमाचल प्रदेश देश का पहला राज्य बन गया है, जहाँ सभी को पहली कोरोना वैक्सीन लग चुकी है। प्रधानमत्री नरेंद्र मोदी ने सही कहा, "100 वर्ष की सबसे बड़ी महामारी के विरुद्ध लड़ाई में हिमाचल प्रदेश चैंपियन बनकर सामने आया है।" हिमाचल के बाद सिक्किम और दादरा नगर हवेली ने शत–प्रतिशत पहली डोज का पड़ाव पार कर लिया है और अनेक राज्य इसके बहुत निकट पहुँच गए हैं।

देखिए, अभी पूरे देश को सजग रहना ही होगा। इसे जरूरत समझें या मजबूरी। अभी लापरवाही के लिए कोई जगह नहीं है। अगर हम सतर्क और सजग रहें, तभी हम कोविड को हरा सकेंगे। इसके लिए यह जरूरी है कि हम त्योहारों के दिनों में भी घरों से अनावश्यक रूप से बाहर न निकलें। कोविड की वैक्सीन लगवाने में कतई विलंब न करें। भारत आज एक दिन में सवा करोड़ टीके लगाकर रिकॉर्ड बना रहा है। जितने टीके भारत आज एक दिन में लगा रहा है, वो कई देशों की पूरी आबादी से भी ज्यादा है। भारत के टीकाकरण अभियान की सफलता, प्रत्येक भारतवासी के परिश्रम और पराक्रम की पराकाष्ठा का परिणाम है। कोरोना की काट वैक्सीन को लेकर अब घबराने का और गलतफहमी के जाल में फँसने का वक्त निकल चुका है। अब इसे फौरन लगवा ही लेना चाहिए। जो लोग वैक्सीन लगवाने से बच रहे हैं, उन्हें अपनी सोच बदल लेनी चाहिए। हमने पहले देखा था, जब उड़न सिक्ख मिल्खा सिंह कह रहे थे कि उन्होंने कोरोना की वैक्सीन को लगवाने के संबंध में सोचा ही नहीं। अफसोस कि कोरोना के कारण ही उनकी जान चली गई। अगर उन्होंने कोरोना वैक्सीन को वक्त रहते लगवा लिया होता तो वे स्वस्थ हो जाते, क्योंकि वैक्सीन कोरोना वायरस के असर को काफी हद तक खत्म कर देती है। मैं एक वर्ष तक कोरोना से बचा रहा, लेकिन हर सतर्कता के बावजूद एक सार्वजनिक कार्यक्रम में कोरोना की चपेट में आ गया, परंतु चूँकि मुझे दोनों वैक्सीन समय से लग चुकी थीं, पंद्रह दिन घर पर ही आराम करके बिल्कुल ठीक हो गया।

देखिए कि अब जिंदगी काफी हद तक पटरी पर वापस आ रही है। स्कूल–कॉलेज भी खुलने लगे हैं। बाजार तो खुल ही रहे हैं। पर अभी हम कोविड से पहले के दौर में लौट नहीं सकते, क्योंकि इस महामारी का असर तो बरकरार है। अभी

इस पर विजय पाने में कुछ और वक्त लग सकता है। बेशक, कोविड ने हम सबकी जिंदगी को काफी हद तक बदल डाला है। पहले किसने कहाँ सुना था 'वर्क फ्रॉम होम' के बारे में। पर अब यह व्यवस्था तो अनेक बड़ी कंपनियों को भी सूट करने लगी है। इससे उन्हें दफ्तर चलाने के भारी-भरकम खर्चों से निजात मिल जाती है। यह तो मानना होगा कि वर्क फ्रॉम होम के कारण अब भी देश भर में लाखों पेशेवर अपने घरों से ही काम कर रहे हैं। देखा जाए तो कोविड से बचाव का यह भी तो एक बड़ा और कारगर रास्ता है। पर आपको घर से तो निकलना ही होता है। इसलिए बेहतर यही होगा कि बहुत सोच-समझकर ही घर से बाहर जाएँ। त्योहारों में तो खासतौर पर अनावश्यक रूप से न निकलें। इसी में आपकी और सबकी सुरक्षा है। जीवन रहेगा तो घूमने और तफरीह के बहुत से मौके मिलते रहेंगे।

□

देश कैसे बचे ओमिक्रॉन से

जब लग रहा था कि हम कोरोना को मात दे चुके हैं या उसका कहर कमजोर पड़ गया है, बस तब ही भारत समेत दुनिया भर में कोरोना के एक और वैरिएंट ओमिक्रॉन ने अपना असर दिखाना शुरू कर दिया है। इसके केस तेजी से बढ़ रहे हैं। यह वैरिएंट देश के 19 राज्यों अब तक को अपनी चपेट में ले चुका है। यह भयावह स्थिति है। स्थिति और गंभीर इसलिए लग रही है, क्योंकि अब छोटे शहरों से लेकर महानगरों तक में लोगों ने मास्क और सोशल डिस्टेंसिंग के नियमों को मानने से लगभग इनकार कर दिया है। बाजारों, पार्कों, रेस्तराओं, शादी-ब्याह के आयोजनों में सबकुछ कोरोनाकाल से पहले की तरह हो रहा है।

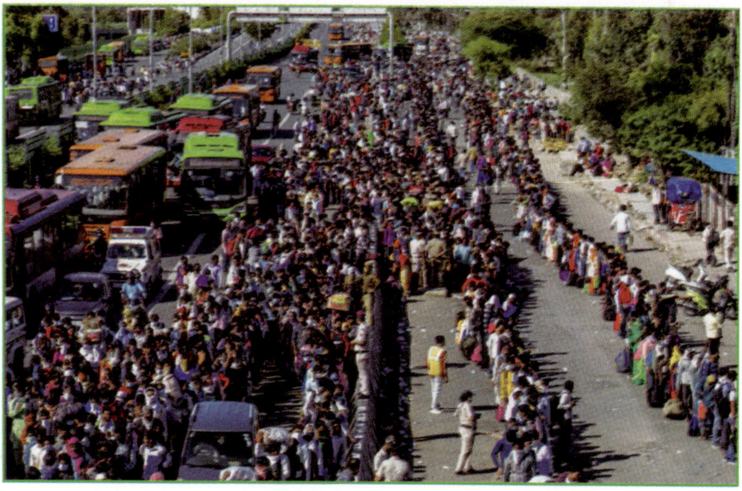

क्या फिर से लॉकडाउन की नौबत आएगी? इसका पता जल्दी ही चल जाएगा। फिलहाल कई राज्यों ने रात का कर्फ्यू लगा दिया है। राष्ट्रीय राजधानी दिल्ली में भी रात का कर्फ्यू लागू कर दिया गया है। दिल्ली में अब तक 79 लोगों में ओमिक्रॉन वैरिएंट पाया गया है। राजस्थान, महाराष्ट्र, तेलंगाना, कर्नाटक, पूर्वोत्तर राज्यों वगैरह में भी ओमिक्रॉन पहुँच गया है। तो ओमिक्रॉन से किस तरह से मुकाबला किया जा सकेगा? अखिल भारतीय आयुर्विज्ञान संस्थान (एम्स) के निदेशक डॉ. रणदीप गुलेरिया मानते हैं कि मौजूदा टीके इस बीमारी के खिलाफ प्रभावी हैं। उम्मीद की किरण यह भी है कि यह एक मामूली बीमारी लगती है और जहाँ तक टीके की बात है तो हमें इसे लगवाकर सुरक्षित हो ही जाना चाहिए। बेशक, अगले कुछ हफ्ते काफी अहम होंगे। तब तक काफी हद तक स्थिति साफ हो चुकी होगी कि ओमिक्रॉन किस हद तक घातक है। एक सुकून भरी खबर यह भी है कि दक्षिणी अफ्रीका में ओमिक्रॉन का सबसे पहले पता लगाने वाली डॉ. एंजेलिक कोएत्जी ने कहा है कि यह वायरस घातक नहीं होगा, लेकिन टीकाकरण नहीं कराने वाले लोगों को तो शत-प्रतिशत खतरा है। मौजूदा टीकों से संक्रमण को कम करने में काफी मदद मिलेगी, क्योंकि यदि आपका टीकाकरण हो चुका है या आप पहले भी संक्रमित हो चुके हैं तो आप केवल एक-तिहाई संक्रमण फैलाएँगे, जबकि टीकाकरण नहीं कराने वाले लोग संभवत: शत-प्रतिशत संक्रमण फैलाएँगे।

फिलहाल सबको समझना होगा कि वैश्विक महामारी कोविड-19 अभी समाप्त नहीं हुई है। तो अब उन लोगों को बिना देर किए टीके लगवा लेने चाहिए, जो अब भी किसी कारण से इन्हें नहीं लगवा पाए हैं या किसी भ्रांतिवश नहीं लगवा रहे हैं। मुझे कुछ दिन पहले राजधानी दिल्ली के नगर निगम स्वास्थ्य केंद्र के एक कोरोना वॉरियर ने बताया कि ओमिक्रॉन के फैलने की खबरें आने के बाद से उनके दरियागंज सेंटर में टीका लगवाने वाले लोगों की तादाद तेजी से बढ़ने लगी है, हालाँकि जब तक इसका असर सामने नहीं आया था तो लोग एक तरह से मानने लगे थे कि अब उन्हें कोरोना का कोई खतरा नहीं है। यह मानसिकता सच में बहुत घातक है। समझ नहीं आ रहा कि टीका न लगवाने वाले साबित क्या करना चाहते हैं। इनके सामने देश ने विगत अप्रैल और मई के महीनों में कोरोना के कारण आई प्रलय को देखा था। लाखों लोग कोरोना के शिकार हो गए थे। इसके बावजूद इन्हें समझ नहीं आ रहा कि अपनी जान बचाने का सिर्फ एक रास्ता टीका ही रह गया है। देश के दूर-दराज के इलाकों में स्थित गाँवों को तो छोड़िए, शहरों और महानगरों में भी हजारों-लाखों लोग टीका नहीं लगवा रहे हैं। ओमिक्रॉन के कारण जो स्थिति

बनी है, उसे देखते हुए अब भी जो व्यक्ति टीका लगवाने को लेकर गंभीर नहीं है, उसका कोई इलाज नहीं है। उसका भगवान् ही मालिक है। टीके मुफ्त में लग रहे हैं और फिर भी कुछ लोग नासमझ बने हुए हैं। यह एक नीचतापूर्ण राष्ट्रद्रोह की कारवाई है। अब सभी उम्र के लोगों को खुद टीका लगवाना चाहिए और कोरोना गाइडलाइन का पालन करना चाहिए। टीके के बाद भी फेस मास्क पहनना जरूरी है। गाइड लाइन का उल्लंघन करने वाले पर सख्त कारवाई करनी चाहिए।

देखिए, सरकार तो अपनी तरफ से जो कर सकती है, वह कर ही रही है। सरकार ने अब लोगों को बूस्टर डोज लगाने का फैसला किया है। यह लोगों को अब तक लगाई गई वैक्सीन की दोनों डोजों के अलावा होगी। सरकार ने 60 साल से ऊपर के लोगों या गंभीर बीमारों के लिए बूस्टर डोज लगाने का फैसला किया है। ऐसे लोग अपने डॉक्टरों की सलाह पर 10 जनवरी से ये डोज लगवा सकेंगे। कोरोनाकाल में हमारे हेल्थकेयर और फ्रंटलाइन वर्कर्स ने लोगों की जान बचाने में बहुत बड़ी जिम्मेदारी निभाई है। सरकार ने उनके लिए भी कोरोना वैक्सीन की बूस्टर डोज लगाने का फैसला किया है। बच्चों के लिए भी कोरोना वैक्सीनेशन शुरू किया जा रहा है। सरकार की तरफ से की जा रही इन सब कोशिशों का स्वागत होना चाहिए। लेकिन केंद्र और राज्यों को अभी से तैयारी कर लेनी चाहिए कि अगर स्थिति गंभीर हो तो ऑक्सीजन सिलेंडर और रोगियों के लिए अस्पतालों में बिस्तर की व्यवस्था में कोई कमी न हो। सारा देश देख चुका है, जब हमारी सारी स्वास्थ्य सेवाएँ काहिल और कमजोर साबित हुई थीं; तब रोगी और उनके परिवारवाले जेब में पैसा लेकर घूम रहे थे और उन्हें कहीं से कोई सहायता नहीं मिल रही थी। मुझे कहने दीजिए कि कोरोना संकट के समय कई निजी अस्पतालों ने बहुत बेशर्मी से लोगों को लूटा। उनका जमीर मर चुका है। सरकार को इन धूर्तों और मानवता के दुश्मनों को किसी भी हालत में छोड़ना नहीं चाहिए। इन्हें उचित दंड दिया जाना चाहिए। क्या इन निजी अस्पतालों का एकमात्र लक्ष्य पैसा कमाना ही है? मुझे पता चला कि देश के कुछ महानगरों के नामवर अस्पतालों में 12 से 15 हजार रुपए प्रतिदिन के हिसाब से कोरोना रोगियों से पैसा लिया। क्या ये अस्पताल अब फाइव स्टार होटल हो गए हैं? क्या इनकी मनमानी पर कोई रोक लगाएगा? इन्हें कसा जाना चाहिए। तो कुल मिलाकर बात ये है कि आने वाले समय में देश के कुछ राज्यों में विधानसभा चुनावों की सरगर्मी तेजी से बढ़ जाएगी। रैलियाँ भी होंगी। सरकारों और आम नागरिकों को बहुत समझदारी से अपने कदम बढ़ाने होंगे। तब ही हम ओमिक्रॉन से बच पाएँगे। □

कोरोना पर विजय में भारत की 'संजीवनी'

कोरोना जैसी भयंकर महामारी पर विजय पाने की दिशा में भारत ने दुनिया को मानो संजीवनी बूटी ही दे दी है। निश्चित रूप से भारत पूरे विश्व के लिए एक मिसाल बन चुका है। हमारे देश में बनी वैक्सीन दुनिया के कई देशों में जा रही है। यही वजह है कि आज दुनिया के तमाम बड़े देश भारत के इस प्रयास की सराहना कर रहे हैं। कोरोना की सफल वैक्सीन ईजाद करके भारत ने सिद्ध कर दिया है कि मानव जाति की सेवा के लिए भारत

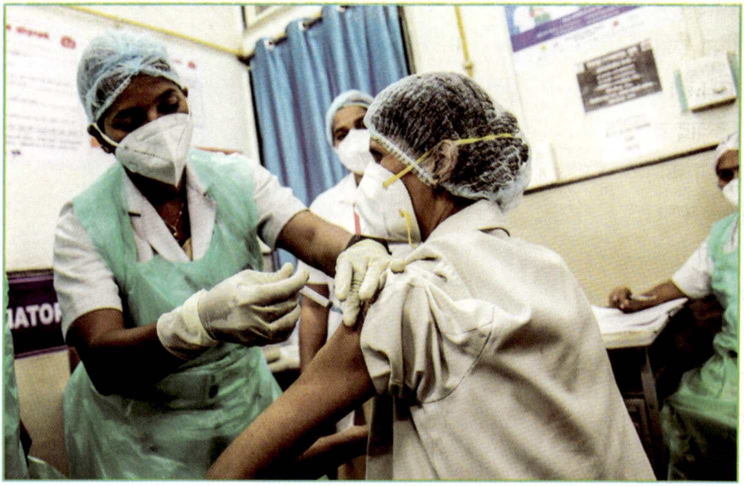

सदैव प्रतिबद्ध है, हालाँकि इस वैक्सीन को लेकर कुछ आशंकाएँ और संदेह भी जाहिर किए जा रहे थे, जो किसी भी ऐसी स्थिति में स्वाभाविक ही माने जाएँगे।

पर उन आशंकाओं, अफवाहों और भ्रमों को दूर करने के लिए दिल्ली स्थित एम्स के डायरेक्टर डॉ. रणदीप गुलेरिया ने पहले खुद कोरोना वैक्सीन की डोज ली। यह कोई सामान्य बात तो नहीं है। भारत में कोरोना के खिलाफ टीकाकरण की शुरुआत की दिशा में यह एक बड़ा कदम था। सबसे पहले दिल्ली एम्स के एक सैनिटेशन कर्मचारी को कोरोना का पहला टीका लगाया गया। डॉ. गुलेरिया कोरोना वैक्सीन लेने वाले तीसरे व्यक्ति बने। डॉ. गुलेरिया ने केंद्रीय स्वास्थ्य एवं परिवार कल्याण मंत्री डॉ. हर्षवर्धन की मौजूदगी में वैक्सीन लगवाई। गुलेरिया साहब देश के टॉप चिकित्सा विशेषज्ञ हैं। इसमें कोई शक नहीं है कि डॉ. गुलेरिया की पहल से देश भर में भारतीय वैक्सीन को लेकर विश्वास पैदा हुआ है। अब तो गणतंत्र दिवस तक देश भर में लगभग बीस लाख लोग बिना किसी ज्यादा परेशानी के वैक्सीन ले चुके होंगे।

बेशक, कोरोना वायरस ने दुनिया के हरेक इनसान की आँखों से आँसू निकलवा दिए थे। सारी दुनिया इस जानलेवा वायरस से बचने के लिए घरों के अंदर छिप गई थी। पृथ्वी पर मौजूद हरेक धर्म, जाति, रंग, लिंग आदि से संबंधित मनुष्य की ये ही ईश्वर से प्रार्थना थी कि कोरोना वायरस की कोई वैक्सीन ईजाद हो जाए, ताकि दुनिया फिर से अपनी गति से चलने लगे। कोरोना वायरस को लेकर कहीं भी टीका ईजाद होता तो मानव जाति के लिए राहत की बात होती, पर हरेक भारतीय इस बात पर गर्व कर सकता है कि भारत में भी एक प्रभावी कोरोना वायरस का टीका ईजाद कर लिया गया। ये भारत के वैज्ञानिकों की वास्तव में बड़ी खास उपलब्धि है। जैसे ही कोरोना के कारण मौतें बढ़ने लगी थीं, तब ही भारत में इसका टीका ईजाद करने की मुहिम चालू हो गई थी। एम्स और चड़ीगढ़ के पी.जी.आई. में कोरोना की वैक्सीन पर काम चालू हो गया था। दिन-रात की मेहनत के बावजूद अपेक्षित सफलता नहीं मिल रही थी। कोरोना वायरस की वैक्सीन ईजाद करके हमारे वैज्ञानिकों ने यह साबित कर दिया कि उनकी असाधारण क्षमताओं पर अनावश्यक संदेह करना सही नहीं होगा।

अमेरिका और ब्राजील के बाद अब विश्व स्वास्थ्य संगठन ने भारत की तारीफ की है कि भारत कोरोना की वैक्सीन दुनिया को दे सका। इससे पहले ब्राजील के राष्ट्रपति जेयर बोलसोनारो ने तो भारत में बनी वैक्सीन को 'संजीवनी बूटी' बताते हुए भारत को धन्यवाद दिया था। बोलसोनारो ने अपने ट्वीट में भगवान् हनुमान की

संजीवनी बूटी ले जाते हुए तसवीर भी शेयर की थी। साथ ही प्रधानमंत्री नरेंद्र मोदी का इस मुश्किल घड़ी में साथ देने के लिए आभार व्यक्त किया था। ब्राजील में कोरोना वैक्सीन के पहुँचने के बाद बोलसोनारो ने कहा, "कोरोना के खिलाफ इस जंग को लड़ने में ब्राजील की मदद करने के लिए हम भारत का आभार व्यक्त करते हैं। ब्राजील अकेला देश नहीं, जिसकी भारत ने मदद की हो। भारत लगातार अपने कई मित्र देशों की मदद में जुटा है। भारत ने विगत 22 जनवरी को कोविशील्ड की 1,417 करोड़ डोज भूटान, मालदीव, बांग्लादेश, नेपाल, म्याँमार और सेशेल्स में पहुँचाई हैं।"

देखिए, भारत ने दुनिया का सबसे बड़ा टीकाकरण कार्यक्रम शुरू किया है। यह तो उस अंत की शुरुआत है, जहाँ तक कोरोना महामारी का संबंध है। डॉ. गुलेरिया की इस बात में दम है कि भारतीय टीका पूर्णत: सुरक्षित है। यह प्रभावोत्पादक भी है, हालाँकि कुछ विक्षिप्त तत्त्व इस पर भी शक कर रहे हैं। हमें अपने शोधकर्ताओं, वैज्ञानिकों और नियामक अधिकारियों में विश्वास होना चाहिए। भारत के अलावा दुनिया में दर्जनों जगहों पर कोरोना वैक्सीन पर काम चल रहा था। पिछली एक सदी के दौरान दुनिया में जब कोई संकट आया तो अमेरिकी वैज्ञानिक ही सबसे आगे खड़े मिले, यानी वह संकट का मुकाबला करने वालों में अहम रोल निभा रहा था। अमेरिका में कोरोना की वैक्सीन खोजने के लिए शोध चल रहा है। पर इससे पहले ही भारत में कोरोना का टीका खोज लिया गया है। वैसे कई अन्य देशों के वैज्ञानिकों को उम्मीद है कि वे भी कोरोना से लड़ने के लिए जरूरी टीका देर-सवेर खोज ही लेंगे। कई देशों में अभी क्लीनिकल परीक्षण ही चल रहा है।

अब विश्व स्वास्थ्य संगठन भारत की प्रशंसा कर रहा है। इसी संगठन की तरफ से अब तक कहा जा रहा था कि कोरोना वैक्सीन के आने में तो अभी डेढ़ साल तक लग सकता है। उसकी तरफ से यह दावा कौन और किस आधार पर कर रहा है, इसकी जानकारी उसकी तरफ से नहीं मिली। उन्हें भी अपनी कार्यशैली में सुधार करना होगा।

एक बात समझ लीजिए कि भले ही वैक्सीन आ गई है, पर इसका मतलब यह नहीं है कि हम घर से बाहर निकलते हुए मुँह पर मास्क लगाना बंद कर दें। हमें सोशल डिस्टेंसिंग का भी हर सूरत में पालन जारी रखना होगा। 'दो गज की दूरी, मास्क है जरूरी' सदा ही याद रखिए। दुर्भाग्यवश अब भी शहरों तक में तमाम पढ़े-लिखे लोग इन छोटी-छोटी बातों पर भी गौर नहीं कर रहे हैं। हाल ही में दिल्ली,

मुंबई, मेरठ और चंडीगढ़ में अपने काम के सिलसिले में गया। यह देखकर निराशा ही हुई कि कुछ लोग मास्क लगाए बिना सड़कों पर घूम रहे हैं। यह लापरवाही सही नहीं है। भारत में कोरोना के फैलाव में हमारी लापरवाही की भी भूमिका रही थी। यह तो बंद होनी चाहिए। वैक्सीन आने का मतलब यह नहीं है कि हम पहले वाली स्थितियों में लौट जाएँ। जब डॉक्टर कहेंगे तो हम पुराना लाइफ स्टाइल अपना लें तो कोई हर्ज नहीं।

□

स्कूल खुले तो कैद से निकले नौनिहाल

सुबह के वक्त बच्चों को अपने कंधों पर बैग लेकर स्कूल जाते हुए देखना वास्तव में बहुत सुखद होता है। पिछले साल मार्च में लॉकडाउन के बाद देश भर के स्कूल बंद कर दिए गए थे, कोरोना की बढ़ती चेन को ध्वस्त करने के लिए। अब कोरोना का असर अपने उतार पर दिखाई देने लगा और साथ ही कोरोना की वैक्सीन के बाजार में आने के बाद सरकार ने स्कूलों को भी धीरे-धीरे खोलने की अनुमति दे दी है।

बिहार, दिल्ली, उत्तराखंड, राजस्थान, ओडिशा वगैरह राज्यों के स्कूलों की फिलहाल 9वीं से लेकर 12वीं कक्षाओं को शुरू कर दिया गया है। अब अन्य

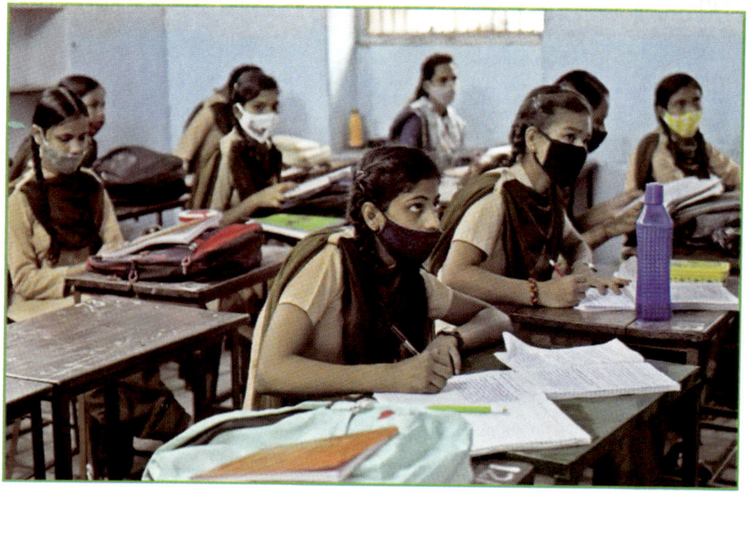

कक्षाओं के बच्चों को भी ज्यादा दिनों तक स्कूलों से दूर नहीं रहना होगा। कोरोना के कारण उत्पन्न स्थिति ने छोटे-छोटे मासूम बच्चों की जिंदगी को बुरी तरह से बदल डाला है। ये बच्चे लगभग 10 माह तक अपने स्कूलों के दोस्तों से, खेल के मैदानों से, सामूहिक मनोरंजन से दूर रहे। बच्चों की खुशियों को कोरोना ने उनसे छीन लिया था। उन्हें मजबूरन घरों के अंदर ही रहना पड़ा। वे घरों में रहकर ही ऑनलाइन पढ़ाई कर रहे थे। देखिए, ऑनलाइन कक्षाएँ तो किसी भी सूरत में वास्तविक क्लास रूम का मुकाबला नहीं कर सकती। बच्चे कक्षा में बैठकर अपने टीचर से सवाल कर सकते हैं। टीचर भी अपने विद्यार्थियों से बीच-बीच में पूछ सकते हैं कि उन्हें क्या समझ आया और क्या नहीं?

अब स्कूल खुलने लगे हैं तो मान लीजिए कि अध्यापकों और अभिभावकों की बैठकें भी शुरू हो जाएँगी। इन बैठकों में बच्चों के बारे में अध्यापक और अभिभावकों से नियमित चर्चा कर लेते हैं। मुझे कुछ अध्यापकों ने बताया कि वे स्कूल खुलने के बाद बच्चों में बड़ा बदलाव देख रहे हैं। बच्चे स्कूलों में आने को लेकर उत्साहित तो हैं, पर वे पहले से काफी ज्यादा गंभीर नजर आ रहे हैं। वे एक भी पल गपशप में बरबाद करने के लिए तैयार नहीं हैं। दरअसल स्कूल का मतलब इमारत, क्लास रूम, ब्लैक बोर्ड या खेल का मैदान ही नहीं है। यहाँ आकर तो बच्चों का चहुँमुखी विकास होता है। वे अध्यापकों से सीखते हैं, लाइब्रेरी में जाकर पढ़ते हैं और वहाँ उन्हें कुछ अपने जीवनपर्यंत के दोस्त भी तो मिल जाते हैं। वे उनके सुख-दुःख के साथी होते हैं। देखिए, हरेक बड़ा लेखक, राजनेता, चित्रकार, वैज्ञानिक, प्रशासक, खिलाड़ी वगैरह अपना पहला कदम स्कूल में ही तो रखता है। वहीं से उसकी दिलचस्पियाँ बनने लगती हैं। इसलिए स्कूल जरूरी हैं। अब ये बच्चे फिर से स्कूल जाकर अपनी कक्षाओं में जाने को लेकर उत्सुक हैं। अपने दोस्तों से मिलने को उतावले हैं। हालाँकि अभिभावकों में अभी भी कहीं-न-कहीं चिंता तो है ही। अब स्कूल प्रबंधन यह देखें कि उनके स्कूलों में सब मास्क पहनें और दो गज की दूरी बनाकर रखें। स्कूलों की युद्ध स्तर पर साफ-सफाई होती रहे। सेनेटाइजेशन अभियान जारी रहे। इन स्तर पर कतई कोताही नहीं होनी चाहिए, क्योंकि कोरोना का असर अभी पूरी तरह से खत्म नहीं हुआ है। फिलहाल अभिभावक स्कूल प्रबंधनों के भरोसे पर ही तो अपने बच्चों को स्कूल भेज रहे हैं, इसलिए उनके विश्वास की हत्या तो नहीं ही होनी चाहिए।

यहाँ पर बात सिर्फ स्कूल और पढ़ाई तक ही सीमित नहीं रखी जा सकती। स्कूलों में पढ़ाई के अलावा खेल, संगीत, नाटक वगैरह की भी कक्षाएँ होती हैं।

इन गतिविधियों में भी बहुत से बच्चे भाग लेना पसंद करते हैं। ये ही आगे चलकर सचिन तेंदुलकर, विराट कोहली, सोनू निगम और इरफान खान बनते हैं। जरा सोचिए कि अगर आपके स्कूली जीवनकाल में कभी कोरोना जैसी विपत्ति आई होती और आप अपने दोस्तों से महीनों नहीं मिल पाते तो कैसा महसूस करते? यह सोचकर ही सिहरन होने लगती है। सच में कोरोना के कारण मासूम बच्चों ने बहुत कष्ट झेला। इनकी खुशियाँ, हुड़दंग और मस्ती सब पर दुष्ट कोरोना की नजर लग गई।

इस बीच, जम्मू के बाद अब कश्मीर में भी एक मार्च से सभी सरकारी और निजी स्कूल खुल जाएँगे। स्कूल खुलने की जानकारी मिलने पर अभिभावकों और बच्चों में खुशी की लहर है। स्कूलों को पाँच दिन पहले से सेनेटाइज किया जाएगा। बिना मास्क पहने किसी बच्चे को स्कूल में प्रवेश नहीं करने दिया जाएगा। गेट पर ही थर्मल स्क्रीनिंग की जाएगी। शारीरिक दूरी का पालन करवाया जाएगा। वहाँ पर भी पहले से ऑनलाइन कक्षाएँ तो चल ही रही थीं। जम्मू-कश्मीर के बच्चों ने अपने राज्य में आतंकियों की हरकतों के कारण भी बहुत कष्ट झेला है। अब उन्हें चैन की जिंदगी मिलनी चाहिए। ये बच्चे देश के बाकी राज्यों के बच्चों की तरह अपने जीवन की दौड़ में आगे जाएँ। जम्मू-कश्मीर में पंडितों के पलायन से सामाजिक ताना-बाना बुरी तरह से ध्वस्त हो गया था। वहाँ के हिंदू परिवारों के बच्चे अपने परिवारों के साथ अन्य जगहों पर चले गए। इस कारण शेष बच्चों ने अपने अनेक दोस्तों को खोया। एक बात यह भी हुई कि राज्य के स्कूलों में पहले अध्यापक बड़ी तादाद में हिंदू ही होते थे। वे भी आतंकवाद के कारण पलायन कर गए। तो कश्मीर के स्कूलों की स्थिति तो बहुत पहले से ही खराब हो गई थी।

खैर, अब जब स्कूल खुलते जा रहे हैं तो पहले वाली स्थितियाँ फिर से लौटने लगेंगी। बच्चे स्कूल में जाकर अपने अध्यापकों के साथ-साथ अपने दोस्तों से भी बातचीत में बहुत कुछ सीखने लगेंगे। वह ज्ञानोपार्जन का दौर फिर से वापस लौटेगा। ये बच्चे इंटरवल के समय अपने सहपाठियों के साथ बैठकर और मिल-बाँटकर लंच भी करने लगेंगे।

उत्तर प्रदेश, बिहार, हरियाणा जैसे राज्यों में रहने वाले लोगों को पता है कि सुबह के वक्त हजारों लड़कियाँ साइकिलों पर सवार हो स्कूल जा रही होती हैं। उनके चेहरे पर विश्वास होता है कुछ सीखने का। अब वह मंजर फिर से दिखाई देने लगेगा। इन बेटियों को स्कूल जाते हुए देखकर नए भारत की

सुखद तसवीर जेहन में उभरती है। यह इस बात की गवाही भी होती है कि अब अभिभावक अपनी बेटियों को बेटों के समान ही शिक्षा देने को लेकर गंभीर हैं। अब फिर से इन बेटियों को स्कूल आते-जाते देखने को मिलेगा। ये बच्चे ही भारत की प्राण और आत्मा हैं। इन नौनिहालों की ओर देश को खास ध्यान देना होगा।

□

प्रलय में भी नहीं थमी आई.टी. सेक्टर की रफ्तार

कोरोनाकाल ने विश्व भर के सभी इनसानों और उद्योग-धंधों को तगड़े आघात दिए। अगर बहुत सारे नौकरीपेशा लोगों के वेतन में कटौती से लेकर नौकरी से हाथ तक धोना पड़ा तो तमाम उद्योग-धंधे घाटे में बने रहे। उनका उत्पादन और माँग दोनों घटे। यानी स्थिति सबके लिए बेहद कष्टप्रद रही, पर कोरोनारूपी झंझावात के बावजूद भारत का आई.टी. सेक्टर मजबूती से सीना ताने खड़ा रहा। इधर नौकरियों से लोग निकाले भी नहीं गए।

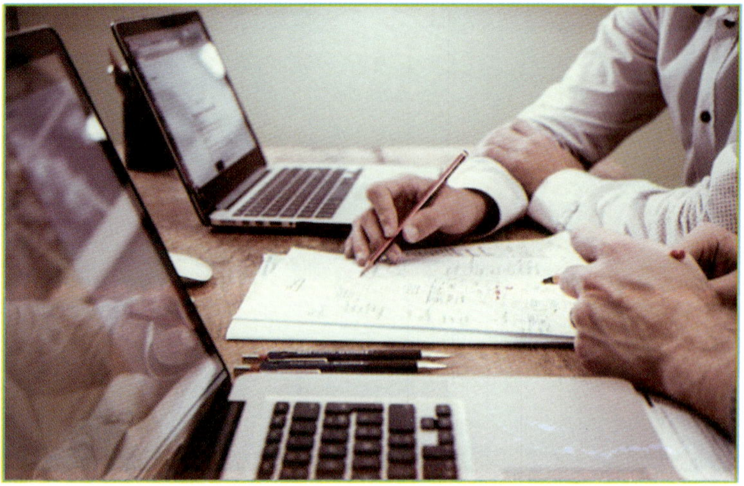

आई.टी. सेक्टर में तो भारतवर्ष में भरतियों का दौर ही जारी रहा।

आई.टी. सेक्टर के जानकारों की मानें तो बेंगलुरु, हैदराबाद, पुणे, दिल्ली, नोएडा, गुरुग्राम वगैरह में लगातार आई.टी. पेशेवरों के लिए नए-नए अवसर पैदा हो रहे हैं। भारत के विकास का रास्ता अब देश के आई.टी. सेक्टर से होकर गुजरता है।

अगर कुछ विश्वसनीय आँकड़ों पर यकीन करें तो इस सेक्टर से प्रत्यक्ष और अप्रत्यक्ष तौर पर करीब पाँच करोड़ से ज्यादा लोग देश भर में जुड़े हैं। यह सच में बहुत बड़ा आँकड़ा है। इस सेक्टर की हालिया दशक में औसत विकास दर सात फीसदी से अधिक रही है। इससे साल 2025 तक आई.टी. सेक्टर का राजस्व 350 अरब डॉलर होने की संभावना है। 2025 तक डिजिटल इकोनॉमी का आकार एक खरब डॉलर होने का आकलन है। अप्रैल 2000 से मार्च 2020 के बीच इस सेक्टर में करीब 45 अरब डॉलर का विदेशी निवेश आया।

यकीन मानिए कि आई.टी. सेक्टर का भारत के सकल घरेलू उत्पाद (जी. डी.पी.) में करीब 8 फीसदी का योगदान है, जो हर साल बढ़ता ही जा रहा है। देश में 32 हजार के आसपास रजिस्टर्ड आई.टी. कंपनियाँ हैं। यह सेक्टर देश के लिए सर्वाधिक विदेशी मुद्रा भी अर्जित करता है। देश के कुल निर्यात में इसका हिस्सा करीब 25 फीसद है और आई.टी. उद्योग की विशेषता यह है कि इस क्षेत्र में श्रमबल में लगभग 30 प्रतिशत महिलाएँ हैं। मतलब साफ है कि आई.टी. सेक्टर भारत की किस्मत बदल रहा है। ये हिंदुस्तानी औरतों को आर्थिक रूप से स्वावलंबी भी बना रहा है। कामकाजी औरतों के स्वावलंबी होने से समाज भी तो बदलेगा। आखिर पढ़ी-लिखी लड़कियाँ घरों में क्यों रहें, क्या करें? आधुनिक उपकरणों ने रसोई का काम भी तो हलका कर दिया है।

प्रधानमंत्री नरेंद्र मोदी ने हाल ही में "नासकॉम टेक्नोलॉजी एंड लीडरशिप फोरम' को संबोधित करते हुए सही ही कहा कि भारतीय प्रौद्योगिकी क्षेत्र ने दुनिया में अपनी छाप छोड़ी है और इस क्षेत्र में लीडर बनने के लिए इनोवेशन पर जोर, प्रतिस्पर्धी के साथ उत्कृष्ट संस्थान निर्माण पर ध्यान देने की आवश्यकता है। उन्होंने आई.टी. उद्योग से कृषि, स्वास्थ्य और देश के लोगों की अन्य जरूरतों को ध्यान में रखकर उनके समाधान हेतु संसाधन बनाए जाने का भी आह्वान किया।

भारतीय आई.टी. उद्योग की विश्व में गहरी छाप तो है, लेकिन भारत को अब इस क्षेत्र में दुनिया का नेतृत्व करना होगा। हमें इनोवेशन, प्रतिस्पर्धी क्षमता और उत्कृष्टता के साथ संस्थान निर्माण पर ध्यान देना होगा। सारे विश्व में भारतीय प्रौद्योगिकी की जो पहचान है, उससे तो समूचे देश का उज्ज्वल भविष्य जुड़ा हुआ है।

अगर आप भारत के आई.टी. सेक्टर की शिखर शख्सियतों के नामों पर गौर करेंगे तो आप देखेंगे कि इस क्षेत्र को फकीरचंद कोहली, एन. नारायणमूर्ति, नंदन नीलकेणी, शिव नाडार जैसे अनेक महान् पेशेवर मिलते रहे हैं। इन्होंने आई.टी. सेक्टर को नई दिशा और बुलंदी भी दी। यदि आज भारत का आई.टी. सेक्टर 190 अरब डॉलर तक पहुँच गया है तो इसका श्रेय काफी हद तक उपरोक्त हस्तियों को ही देना होगा। ये सब भारत के आई.टी. सेक्टर के शलाका पुरुष हैं। ये सब ही वे भविष्यदृष्टा रहे, जिन्होंने देश में सूचना प्रौद्योगिकी उद्योग को खड़ा किया। इन्होंने ही देश में सूचना प्रौद्योगिकी क्रांति की नींव रखी।

अगर आज भारत के मिडिल क्लास का विस्तार होता जा रहा है तो इसमें आई.टी. सेक्टर की निर्णायक भूमिका रही है। आपको लगभग हरेक मिडिल क्लास परिवार का कोई–न–कोई सदस्य आई.टी. सेक्टर से जुड़ा हुआ मिलेगा। इन्होंने अपने परिवार का वारा–न्यारा कर दिया है। मैं इस तरह के अनेक परिवारों को जानता हूँ, जिनके बच्चों ने आई.टी. पेशेवर बनकर मोटा पैसा कमाया और कमा रहे हैं।

हमारे आई.टी. पेशेवरों ने देश की सरहदों को पार करके अमेरिका और कनाडा सहित अनेक देशों में भी अपने झंडे गाड़ दिए हैं। ये वहाँ के कॉरपोरेट संसार से लेकर दूसरे क्षेत्रों में अहम पदों पर हैं। इनमें सुंदर पिचाई (गूगल), सत्या नडेला (माइक्रोसॉफ्ट), शांतनु नारायण (एडोब), राजीव सूरी (नोकिया) जैसी प्रख्यात कंपनियों के सी.ई.ओ. हैं। ये सब फॉर्च्यून–500 कंपनियों से जुड़े हैं। यही सब नए भारत के नायक हैं। कोरोनाकाल से कुछ दिन पहले की बात है। हुआ यह कि मैं एक दिन बेंगलुरु से दिल्ली की फ्लाइट पकड़ने के लिए हवाई अड्डे पर था। वहाँ पर देखा कि कई महिला पुरुष इंफोसिस के फाउंडर चेयरमैन नारायणमूर्ति से बात कर रहे हैं। उनके ऑटोग्राफ ले रहे हैं। क्या कभी पहले राजनेताओं और फिल्म स्टार को छोड़कर कभी किसी उद्योगपति से भारतीय समाज ऑटोग्राफ भी लेता था? नारायणमूर्ति जैसी विभूतियों की सज्जनता और उपलब्धियों पर सारे देश को गर्व है। ये हर साल अरबों रुपए कमाने के बाद भी मितव्ययी जीवन ही गुजार रहे हैं। ये पैसों को फिजूलखर्ची में उड़ाते नहीं हैं। इन्होंने देश के लाखों नौजवानों में ऊँचे सपने देखने की आदत डाली है।

दरअसल आई.टी. सेक्टर ने हरेक आई.टी. पेशेवर के मन में अपना खुद का काम शुरू करने का जज्बा भर दिया है। यह इस क्षेत्र की सबसे बड़ी और महत्त्वपूर्ण उपलब्धि है। नए आई.टी. पेशेवरों के सामने नारायणमूर्ति, शिव नाडार, नीलकेणी

जैसे सैकड़ों उदाहरण हैं। इनके परिवार में इनसे पहले कभी किसी ने कोई कारोबार नहीं किया था। इन्होंने ठीक-ठाक नौकरियों को छोड़कर ही अपना काम शुरू किया और फिर आगे बढ़ते ही चले गए। आई.टी. सेक्टर ने नोएडा, गुरुग्राम, मोहाली, बेंगलुरु, पुणे, चेन्नई समेत देश के दर्जनों शहरों की किस्मत बदल दी। इनमें हजारों-लाखों पेशेवर आई.टी. कंपनियों में काम कर रहे हैं। ये सब कोरोनाकाल के बाद वर्क फ्रॉम होम कर रहे हैं, लेकिन इनके काम की गति तनिक भी धीमी नहीं पड़ी है। ये आई.टी. कंपनियाँ अपने पेशेवरों की सैलरी काट नहीं रहे हैं। ये तो उलटे इनकी सैलरी बढ़ा रहे हैं। भारत की दिग्गज आई.टी. कंपनी विप्रो ने 1 जनवरी, 2021 से अपने जूनियर स्टाफ का वेतन बढ़ाने का फैसला किया है। अजीम प्रेमजी जैसे चमत्कारी चेयरमैन की यह आई.टी. कंपनी अच्छा प्रदर्शन करने वाले स्टाफ को प्रमोशन भी देने जा रही है, जो 1 दिसंबर, 2020 से प्रभावी होगा। ये तो बस एक उदाहरण है भारत के बुलंदियों को छूते आई.टी. सेक्टर का।

□

डराने लगे हैं महाराष्ट्र के हालात

कोरोना वायरस के महाराष्ट्र में नए मामलों की तेजी से बढ़ती रफ्तार डराने वाली और निराशाजनक है। जब सारे देश में पहले की तुलना में कोरोना संक्रमित लोगों के मामले घट रहे हैं, तब देश के अति महत्त्वपूर्ण राज्य महाराष्ट्र में तेजी से नए केस सामने आना गंभीर नकारात्मक संकेतों की तरफ इशारा कर रहा है। महाराष्ट्र सरकार के निकम्मेपन के चलते ही वहाँ पर कोरोना काबू में आने के बजाय तेजी से बढ़ रहा है। राज्य सरकार की प्राथमिकताएँ बिल्कुल भी सही नहीं हैं। वह इस कोरोनाकाल में भी ओछी राजनीति ही कर रही है। उसने राज्य के गवर्नर भगत सिंह कोश्यारी को लाल बहादुर शास्त्री प्रशासनिक

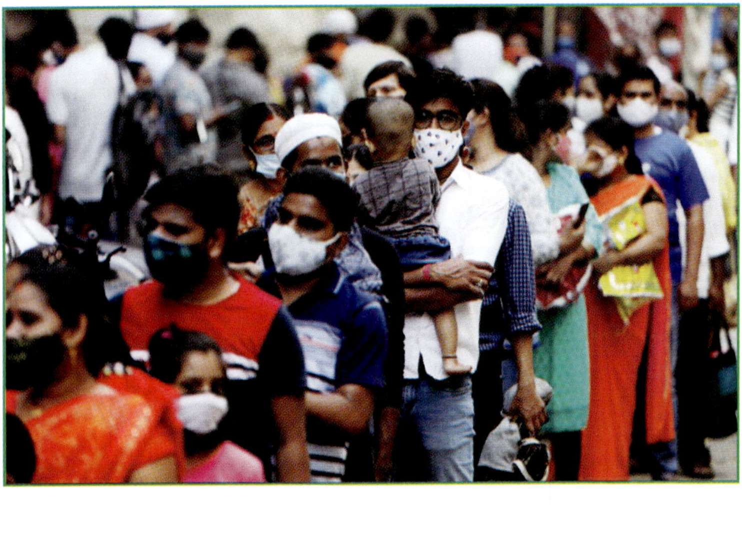

एकेडमी, मसूरी में आई.ए.एस. प्रशिक्षणार्थियों को व्याख्यान देने तक के लिए अपने गृह राज्य जाने के लिए सरकारी विमान नहीं दिया। यह करके भी वह अपनी पीठ थपथपा रही है।

जरा इनकी बेशर्मी तो देखिए कि शिवसेना के तमाम नेता राज्य सरकार के फैसले को सही बता रहे हैं। अब वे जरा यह भी तो बता दें कि उनके राज्य में कोरोना के मामले क्यों तेजी से बढ़ रहे हैं? मेरे कुछ मित्र हाल ही में मुंबई में थे। वे बता रहे थे कि देश की आर्थिक राजधानी में मास्क पहने हुए लोग गिनती के ही दिखाई देते हैं। जुहू बीच पर मस्ती के लिए आने वाले सैकड़ों लोग न तो सामाजिक दूरी बना के चल रहे हैं और न ही मास्क पहन रहे हैं। ये ही स्थिति गेटवे ऑफ इंडिया में भी नजर आती है। हाँ, दोनों जगहों पर शायद ही कुछ अपवाद मिल सकते हैं।

अब बताइए कि क्या किया जाए? महाराष्ट्र सरकार को तुरंत युद्ध स्तर पर कदम उठाने होंगे, ताकि राज्य को कोरोना के कहर से बचाया जा सके। सबसे चिंता की बात तो यह है कि ऐसे संकेत मिल रहे हैं कि राज्य में कोरोना की एक बार फिर से नई लहर आने की आशंका है। राज्य में कोरोना वायरस से मरने वालों की कुल संख्या बढ़कर 51,713 हो गई है। जहाँ एक ओर देश की आर्थिक राजधानी में कोरोना के केस बढ़ते जा रहे हैं, वहीं राजधानी दिल्ली में कोरोना के केस की संख्या लगातार कम हो रही है। दिल्ली में इस लेख को लिखे जाते वक्त तक कोरोना संक्रमण दर बेहद कम होते हुए महज 0.26% रह गई है, जबकि एक्टिव मरीजों की दर महज 0.16% है। संख्या के लिहाज से बात करें तो दिल्ली में इस समय कोरोना के सक्रिय यानी एक्टिव मरीजों की संख्या एक हजार से कुछ ज्यादा है। अब जब मुंबई में कोरोना की स्थिति खराब होने लगी तो सरकार ने नई गाइडलाइन जारी कर दी। इसके तहत किसी इमारत में 5 से ज्यादा केस मिलने पर उसे सील कर दिया जाएगा, मास्क न पहनने वालों पर होगी सख्ती। काश, राज्य सरकार ने ये सारे कदम वक्त रहते हुए ही उठा लिये होते, पर उसे तो ऐसा लगता है कि काहिली का रोग लग गया है।

दरअसल महाराष्ट्र और उसकी राजधानी मुंबई का बिल्कुल स्वस्थ और सक्रिय होना तथा रहना देश के लिए बेहद जरूरी है। इसी राज्य में देश की चोटी की कंपनियों के मुख्यालय स्थित हैं। यहाँ पर बॉम्बे स्टॉक एक्सचेंज है। फिल्म और शिपिंग उद्योग भी हैं। इतने महत्त्वपूर्ण राज्य का एक महामारी से निपट पाने में असफल रहना कोई अच्छी बात नहीं है। सारी दुनिया को पता

है कि महाराष्ट्र भारत का शिखर औद्योगिक राज्य है। इसकी आर्थिक प्रगति ने देश की अर्थव्यवस्था को सदैव मजबूती प्रदान की है। नब्बे के दशक में शुरू हुए आर्थिक उदारीकरण का लाभ उठाते हुए महाराष्ट्र ने अपनी जी.डी.पी. को मजबूत बनाया और वर्तमान में जी.डी.पी. के हिसाब से महाराष्ट्र देश का सबसे अग्रणी राज्य है। महाराष्ट्र देश की अर्थव्यवस्था का ग्रोथ इंजन रहा है। आज पाकिस्तान से बड़ी है महाराष्ट्र की अर्थव्यवस्था। महाराष्ट्र की जी.डी.पी. का आकार पाकिस्तान की जी.डी.पी. से अधिक है। वर्ष 2015 में पाकिस्तान की जी.डी.पी. का आकार करीब 250 अरब डॉलर था, वहीं इस दौरान महाराष्ट्र की जी.डी.पी. 295 अरब डॉलर के स्तर पर थी। न केवल पाकिस्तान बल्कि मिस्त्र आदि अनेक और दुनिया के 38 अन्य देशों की अर्थव्यवस्था से भी महाराष्ट्र की अर्थव्यवस्था बड़ी है। टैक्स संग्रहण के मामले में भी महाराष्ट्र सबसे अव्वल है। कुल राजस्व प्राप्ति में 70 फीसदी हिस्सा कर का ही है। देश के कुल राजस्व का 40 फीसदी महाराष्ट्र से ही आता है, जबकि औद्योगिक उत्पादन में महाराष्ट्र का योगदान 15 फीसदी है।

मतलब इतना खास राज्य फिलहाल तो बहुत ही बुरी स्थिति में है। एक तरफ कोरोना जैसी भयंकर महामारी पर विजय पाने की दिशा में भारत दुनिया को संजीवनीरूपी टीके दे रहा है तो दूसरी तरफ भारत का एक खास राज्य कोरोना के शिकंजे में है। निश्चित रूप से भारत पूरे विश्व के लिए एक मिसाल बन चुका है। हमारे देश में बनी वैक्सीन दुनिया के कई देशों में जा रही है, इसलिए आज दुनिया के तमाम बड़े देश भारत के इस प्रयास की सराहना कर रहे हैं। कोरोना की वैक्सीन ईजाद करके भारत ने सिद्ध कर दिया है कि मानव जाति की सेवा के लिए भारत सदैव आगे रहेगा। भारत में कोरोना के खिलाफ टीकाकरण की शुरुआत हो चुकी है, जबकि सिक्के का दूसरा पहलू महाराष्ट्र राज्य है। वहाँ पर कोरोना पर काबू पाना अब भी एक बड़ी चुनौती बना हुआ है।

जरा सोचिए कि इन हालातों में महाराष्ट्र में कब स्कूल-कॉलेज खुलेंगे। पिछले साल मार्च में लॉकडाउन के बाद देश भर के स्कूल बंद कर दिए गए थे, कोरोना की चेन को तोड़ने के लिए। अब दो साल पूरे होने को हैं। अब कोरोना अपने उतार पर दिखाई देने लगा तो बिहार, दिल्ली, यू.पी., उत्तराखंड, राजस्थान, ओडिशा वगैरह राज्यों के स्कूल खुल गए हैं। जिंदगी पटरी पर वापस लौटने लगी है। इन राज्यों में सुबह और शाम के समय हजारों बच्चे स्कूल आ-जा रहे होते हैं। पर महाराष्ट्र को लेकर यह स्थिति दूर की संभावना सी ही

लगती है। महाराष्ट्र सरकार से यह अपेक्षा है कि वह कोरोना पर काबू पाने के लिए केंद्र सरकार की मदद लेगी। उसे केंद्र सरकार से हमेशा दो–दो हाथ करने के मूड में तो हरगिज नहीं रहना चाहिए। राज्य सरकार उचित वक्त पर राजनीति करने को भी स्वतंत्र है, लेकिन संकट के समय पर नहीं। अभी तो उसे कोरोना को मात देनी ही होगी।

□

कोरोना को हराने आई सेना

कोरोना से जंग लड़ने के लिए अंततः अब भारतीय सेना भी मोर्चे पर आ ही गई है। इसलिए अब यह उम्मीद बँधी है कि कोरोना की चालू लहर पर काबू पाने में मदद मिलेगी। कोरोना महामारी की दूसरी लहर के कहर को देखते हुए सेना ने पिछले दो साल के दौरान रिटायर हुए अपने चिकित्साकर्मियों को कोविड सुविधा सहायता केंद्रों पर तैनात करने के लिए वापस बुलाया है। कोविड से मुकाबले के लिए तीनों सेनाओं की तैयारियों से प्रधानमंत्री नरेंद्र मोदी को अवगत करा दिया गया है। निश्चित रूप से कोरोना वायरस का संकट बड़ा और खतरनाक है। मौजूदा संकट में सेना की भागीदारी खास रहेगी। अब सेना

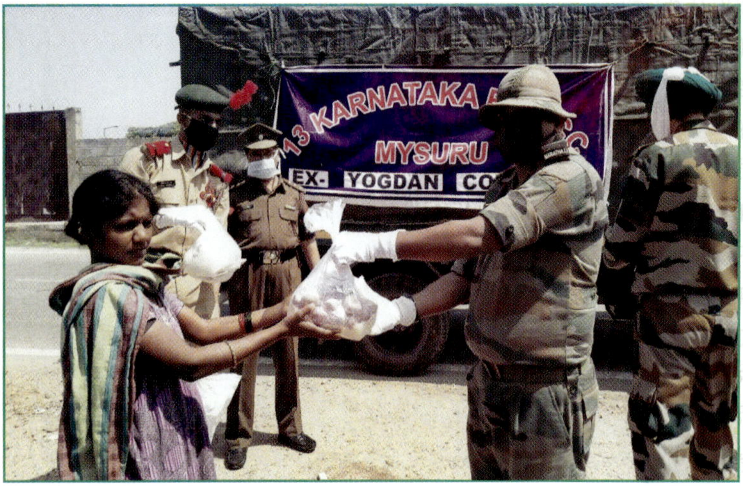

का समस्त मेडिकल स्टाफ भी मदद के लिए आ जाएगा। सेना का मेडिकल कोर भी एक अत्यंत ही पुरानी और सक्षम मेडिकल सेवा है। कोरोना से मुकाबला करने में निश्चित रूप से सेना के हजारों डॉक्टर, नर्सें और पैरामेडिकल स्टाफ जुटेंगे। ये सभी पूरी तरह से ट्रेंड और सेवा भाव से समर्पित डॉक्टर हैं।

सेना इनके अलावा हजारों रिटायर डॉक्टरों की भी सेवाएँ लेगी। वे भी इन आपातकालीन हालातों में एक साथ काम करने के लिए कमर कसकर तैयार बैठे हुए हैं। कोविड से मुकाबले के लिए तीनों सेनाओं की तैयारियों को लेकर सी.डी.एस. बिपिन रावत की प्रधानमंत्री नरेंद्र मोदी से मुलाकात अत्यंत ही महत्त्वपूर्ण है। इस दौरान उन्होंने कोरोना महामारी से निपटने के लिए सेनाओं की अब तक की तैयारियों और उसके अभियानों की समीक्षा की।

अब बीते दो साल के दौरान रिटायर हुए या स्वैच्छिक सेवानिवृत्ति लेने वाले सेना के सभी चिकित्साकर्मियों को तत्काल वापस बुलाया जा रहा है। इन सभी को उनके निवास के निकटस्थ कोविड सुविधा केंद्रों पर ही ड्यूटी के लिए तैनात किया जा रहा है। इसके अलावा सेना के अन्य रिटायर डॉक्टरों से भी आपात चिकित्सा हेल्पलाइन के जरिए अपनी सेवाएँ और सहायता देने के लिए कहा गया है। महत्त्वपूर्ण यह है कि कोरोना जैसी महामारी के हालात में आपातकालीन आंतरिक अनुशासन और नागरिक सहभागिता अत्यंत ही अपरिहार्य है। सेना के सभी मेडिकलकर्मी इसमें प्रशिक्षित हैं। इनके अभाव में युद्ध जीता ही नहीं जा सकता। एक बात और कि सेना के देश के सभी प्रमुख शहरों में अत्याधुनिक अस्पताल भी हैं। वहाँ पर कोरोना वायरस की चपेट में आए रोगियों को भरती कर सही इलाज किया जा सकता है। मतलब साफ है कि देश पर आए कोरोना वायरस के भयानक संकट के वक्त डॉक्टर, नर्स, पुलिस, सरकारी बाबू, सफाई योद्धा आदि को सेना की मेडिकल सेवा का भी सहयोग मिलेगा। इस महामारी के खिलाफ देश की लड़ाई में मदद करने के लिए तीनों सेनाओं की ओर से की गई तैयारियों के बारे में बताया गया है कि मिलिट्री के पास उपलब्ध ऑक्सीजन सिलेंडर भी अस्पतालों में भेज दिए जाएँगे। कोरोना संक्रमण के प्रचंड कहर के बीच जीवनरक्षक ऑक्सीजन की उपलब्धता सुनिश्चित करने के लिए वायुसेना के द्वारा देश और विदेश दोनों स्तर पर प्रयास किए जा रहे हैं। भारतीय मेडिकल एसोसिएशन (आई.एम.) के अध्यक्ष रहे प्रख्यात डॉक्टर विनय अग्रवाल की इस बात में दम है कि सेना के कोरोना के खिलाफ लड़ने के लिए मैदान में आने से इस धूर्त संक्रमण के खिलाफ लड़ाई अब ज्यादा आसान हो जाएगी। डॉ. विनय अग्रवाल उन डॉक्टरों में से हैं, जिन्होंने इस कठिन काल में

अनगिनत लोगों को अस्पतालों में बेड दिलवाए हैं। वे फरिश्ता बनकर सामने आए हैं। उन्हीं की तरह से देश भर के लाखों अन्य डॉक्टर भी एक्टिव हैं।

सेना तो कोरोना के खिलाफ जंग छेड़ने के लिए पहले से तैयार बैठी थी। सेना कोरोना से निपटने के लिए क्वारंटाइन सुविधाओं को सभी कैंटों और अस्पतालों में तैयार कर रही थी। उसने इस बाबत अपने अस्पतालों के लगभग 9 हजार बेड पहले से तैयार रखे हुए थे। वह जरूरत पड़ने पर उसे दो-तीन गुना बढ़ाने में सक्षम है। डिफेंस पब्लिक सेक्टर यूनिट जरूरी मेडिकल उपकरणों का उत्पादन भी कर रही थी। सेना के पास एक '6 घंटे' का इमरजेंसी प्लान तैयार है, जिसके तहत तुरंत ही आइसोलेशन सेंटरों और आई.सी.यू. की श्रृंखला को तैयार किया जा सकता है। एन.सी.सी. के 25 हजार कैडेट्स को सिविल प्रशासन की मदद के लिए तैयार रखा गया है। मेडिकल कर्मचारियों को एक जगह से दूसरी जगह पहुँचाने के साथ-साथ एयरफोर्स मेडिकल सप्लाई जैसे पर्सनल प्रोटेक्टिव इक्यूपमेंट, हैंड सेनेटाइजर्स, सर्जिकल ग्लव्स, थर्मल स्कैनर की भी सप्लाई कर रही है। इसके साथ ही एयरफोर्स जम्मू-कश्मीर, लद्दाख, मणिपुर और नागालैंड में मेडिकल सप्लाई तो पहुँचा ही रही है।

सबसे खास बात यह है कि सेना के अस्पताल शानदार हैं। राजधानी के आर्मी अस्पताल का पूरा नाम आर्मी हॉस्पिटल रिसर्च एंड रेफेरल है। यह अगले साल यानी सन् 2022 में अपना एक सदी का सफर पूरा कर लेगा। जरा सोचिए कि जब यह बना होगा, तब धौलाकुआँ से आगे बिल्कुल बीहड़ जंगल वाली स्थितियाँ होंगी। हाँ, तब तक दिल्ली में लेडी हार्डिंग मेडिकल कॉलेज और अस्पताल (1914) तो बन चुका था। इसे देश के सबसे प्रमुख आर्मी अस्पताल का दर्जा प्राप्त है। यहाँ से एम.डी. तथा एम.एस. की डिग्री भी ली जा सकती है। इसके अलावा नर्सिंग का डिप्लोमा भी अभ्यर्थी ले सकते हैं। बता दें कि यों तो आर्मी हॉस्पिटल देश के सभी खास शहरों और सीमावर्ती इलाकों में हैं, पर अगर कोई जवान गंभीर रोग से जूझता है तो उसे दिल्ली के आर्मी अस्पताल में ही शिफ्ट कर दिया जाता है। आपको याद होगा कि पाकिस्तान से वापस आने के बाद विंग कमांडर अभिनंदन वर्धमान का भी कुछ समय तक यहाँ पर ही उपचार हुआ था। आर्मी हॉस्पिटल के डॉक्टरों, नर्सों और दूसरे स्टाफ ने 1948, 1965, 1971 और कारगिल जंगों के समय घायल सैनिकों की दिन-रात सेवा करके उन्हें स्वस्थ किया था। इसके अलावा यहाँ का स्टाफ भारतीय शांति सेना के सैनिकों का भी इलाज करता रहा है तो अब सेना की यही मेडिकल सेवा लड़ेगी कोरोना से।

□

आगे बढ़ती जिंदगी की रफ्तार

कोरोना देर-सवेर तो जाएगा ही, लेकिन फिलहाल तो इसके साथ जीना सीखना ही होगा। पर एक बात तो तय है कि यह महामारी आपकी-हमारी जिंदगियों में बड़ा बदलाव स्थायी रूप से करने जा रही है। अब उन सड़कों को ही देख लें, जिन पर कोरोनाकाल से पहले भारी ट्रैफिक चला करता था। अब उन सड़कों पर पीक आवर्स में भी बहुत कम ट्रैफिक दिखता है। यह स्थिति आप दिल्ली से बेंगलुरु और मेरठ से पटना वगैरह में सभी जगह देख सकते हैं। अगर सड़कों पर यातायात कम चल रहा है तो इसका यह मतलब नहीं है कि अब जनता घरों में पूरी तरह निठल्ली बैठी है।

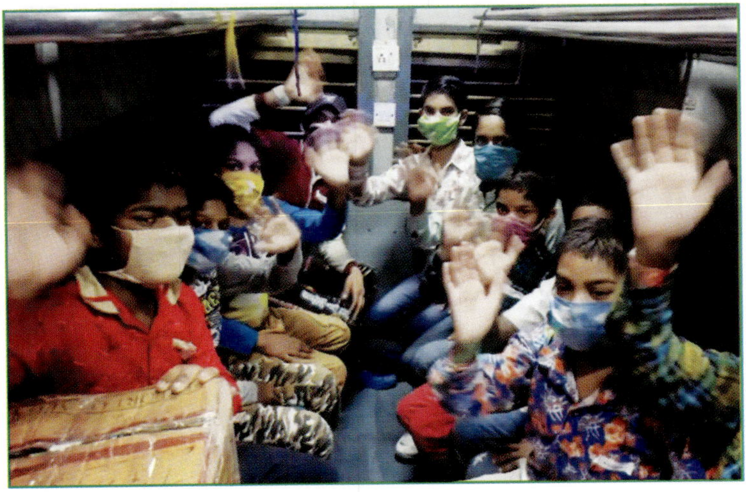

बात यह है कि अब वर्क फ्रॉम होम कल्चर अपनी गहरी जड़ें जमा रहा है या कहें कि जमा चुका है। देश के लाखों-करोड़ों आई.टी. सेक्टर के पेशेवर कोरोनाकाल से ही वर्क फ्रॉम होम कर रहे हैं। नई टेक्नोलॉजी इस बात की सुविधा देती है कि आप घर बैठकर अपने दफ्तर के साथियों और सहयोगियों से नियमित वीडियो कॉल कर बातचीत भी कर सकते हैं। पर लगता है कि वे दफ्तर तो अब भी पहले की तरह से चलेंगे, जहाँ पब्लिक डीलिंग होती है। उदाहरण के रूप में बैंक, यातायात के लाइसेंस जारी करने वाले विभाग, बिजली, पानी, सुरक्षा कार्य, कुरियर व्यवसाय के दफ्तर आदि। इनमें तो पहले की तरह से काम होगा ही। हालाँकि नेट बैंकिंग ने अब ग्राहकों को बैंक में जाने के झंझट से काफी हद तक तो राहत दे ही दी है। नेट बैंकिंग के माध्यम से पेमेंट दी-ली जा सकती है। तो बात हो रही थी वर्क फ्रॉम होम की। अब विभिन्न क्षेत्रों के दफ्तरों के आला अफसरों को इस तरह की कोई व्यवस्था तो तलाश करनी ही होगी, ताकि उनका स्टाफ एक माह में कम-से-कम एक-दो बार तो कहीं मिले ही। मिलने-जुलने के बहुत लाभ होते हैं। पेशेवर अपने साथियों के विचारों को जानते-समझते हैं। जूनियर पेशेवरों को अपने सीनियर सहयोगियों के अनुभव का लाभ मिलता है। इस तरह की बैठकों में नए-नए विचार सामने भी आते हैं।

बहरहाल, यह तो मानना होगा कि वर्क फ्रॉम होम ने लाखों लोगों को सुबह दफ्तर जाने के झंझट से मुक्ति दिलवा दी है। महानगरों और बड़े शहरों में रहने वाले लोगों को पता है कि उन्हें दफ्तर तक जाने का लंबा सफर पूरा करने में कितना वक्त लगता था। उस क्रम में ही उनकी पूरी ऊर्जा निकल जाती थी। वर्क फ्रॉम होम से मुलाजिमों के किराए के पैसे भी तो बच रहे हैं। हालाँकि बहुत से पेशेवर यह भी कहते हुए मिल रहे हैं कि अब कंपनियाँ उनसे पहले के मुकाबले अधिक काम करवाती हैं। मतलब उनके काम के घंटे बढ़ गए हैं। यह बात सच भी हो सकती है। पर वर्क फ्रॉम होम के कुल जमा लाभ के सामने तो कुछ घंटे अधिक काम करना कोई घाटे का सौदा नहीं है। आप अपने बीवी-बच्चों के साथ जो हो। हालाँकि यह मसला भी हल हो ही जाएगा। इसकी वजह यह है कि किसी भी संस्थान के आला अफसरों को पता होता है कि वे अपने कर्मियों से एक सीमा से अधिक काम नहीं करवा सकते।

कोरोनाकाल ने लगता है कि शहरी हिंदुस्तानियों को भाँति-भाँति की डिशेज का स्वाद लेने की आदत भी डाल दी है। अब अपने घरों से काम करने वाले पेशेवर और कारोबारी भी शाम का भोजन महीने में पाँच-छह बार तो किसी रेस्तराँ से ही

मँगवाते हैं। आप किसी मिडिल क्लास आवासीय कॉलोनी के गेट पर शाम के वक्त खड़े हो जाएँ। आप देखेंगे कि मोटरसाइकिलों पर विभिन्न रेस्तराँ में काम करने वाले ऑर्डर की सप्लाई कर रहे होते हैं। ये पैक्ट भोजन लाने वाले अपने साथ राजमा-चावल या कढ़ी-चावल से लेकर दक्षिण भारतीय, गुजराती वगैरह व्यंजन भी ला रहे होते हैं। नॉनवेज डिशेज के कद्रदान अपने मन की डिशेज मँगवा रहे होते हैं। आप समझ लें कि 35 साल से कम उम्र के हिंदुस्तानी घर से बाहर का भोजन अब भरपूर मात्रा में मँगवाने लगे हैं। हाँ, जिन बच्चों के साथ उनके माता-पिता भी रहते हैं, वहाँ पर तो घर में खाना लगातार पकता है। दिन में तो रसोई का इस्तेमाल होता है, पर शाम तो बाहर के किसी सुस्वादु भोजन के लिए ही तय होती है। यह है नए कोरोनाकाल में विकसित हो रहे भारत का एक नया चेहरा। आपको याद होगा कि हमारे घरों की माँ और दादी कहती थीं कि शाम को रसोई सूनी नहीं रहनी चाहिए। शाम को रसोई में कुछ दाल, सब्जी, रोटी अवश्य बननी चाहिए, पर चूँकि मौजूदा पीढ़ी के पेशेवरों की सैलरी बेहतरीन होती है तो ये लगातार बाहर से भोजन मँगवा ही लेते हैं। इससे इनका बजट प्रभावित नहीं होता।

अभी तक हम समाज के पढ़े-लिखे और बेहतर कमाई करने वाले वर्ग की बातें कर रहे थे। अगर बात कोरोनाकाल के कारण उत्पन्न स्थितियों की करें तो लगता है कि शुरुआती झटकों के बाद कारपेंटर, इलेक्ट्रिशियन, पेंटर और प्लंबर जैसे काम करने वाले अब फिर से पहले जैसे ही सक्रिय हो गए हैं। उत्तर भारत में कारपेंटर के काम से मुसलमानों की सैफी बिरादरी से ताल्लुक रखने वाले नौजवान जुड़े हैं। प्लंबर ज्यादातर उड़िया समाज से हैं। ये भी अब अपने बच्चों को स्कूलों-कॉलेजों में भेज रहे हैं।

कोरोना के असर के कारण लकड़ी का काम करने वाले कारपेंटर भी प्रभावित हुए थे। लगभग दसेक महीने तक कामकाज बिल्कुल ठंडा रहा। अब इन्हें काम मिलना चालू हो गया है। ये भी दिन-रात काम करके पैसा कमा रहे हैं। अब सभी मेहनतकश अपनी जिंदगी से खुश हैं। इन्हें इतनी कमाई हो जाती है, जिसमें जिंदगी आराम से कट जाए। इन्हें बदली-बदली सी जिंदगी से कोई शिकायत नहीं है।

अगर बात प्लंबर का काम करने वालों की करें, जो घरों-दफ्तरों वगैरह में जाकर प्लंबर का काम करते हैं। देश में प्लंबिंग के काम पर उड़ीसा के प्लंबरों का लगभग एकच्छत्र राज है। इनकी वही स्थिति है, जो अस्पतालों में केरल की नर्सों की होती है। ये सुबह ही अपने औजारों का बैग लेकर खास चौराहों या हार्डवेयर की दुकानों पर मिल जाते हैं। वहाँ से ही इन्हें लोग अपने घरों-दफ्तरों में ले जाते

हैं या फिर इन्हें बुला लेते हैं। अपने काम में उस्ताद ये उड़िया प्लंबर एक बार जो अपने काम का दाम माँग लेते हैं, फिर उससे पीछे नहीं हटते। ये रोज कम-से-कम एक हजार रुपए तक कमा ही लेते हैं। कॉल दो से ज्यादा हुई तो और भी ज्यादा। कोरोनाकाल ने इनके काम-धंधे को भी चौपट कर दिया था। अब स्थिति सुधर रही है। मैंने प्लंबरों से बात की। पता चला कि इन्हें रोज लंच से पहले कोई-न-कोई काम मिल ही जाता है। किसी का नल खराब, किसी का किचन सिंक गड़बड़ होता, किसी का टॉयलेट फ्लश ठीक नहीं होता या लीक होता। इनके पास इन सबका इलाज है।

तो बात यह है कि कोरोनाकाल को जनता ने अब जिंदगी के हिस्से के रूप में स्वीकार कर लिया है। अब पेशेवरों से लेकर मेहनतकशों तक को काम मिल रहा है। जिंदगी पहले की तरह फिर से चलने लगी है, पर कुछ बदलावों के साथ। यह सबकुछ संभव हुआ है, इनसान की अदम्य जिजीविषा के कारण।

☐

कोरोना का काल बनेगी मानवता की जिजीविषा

कोरोना वायरस की दूसरी लहर ने सारे भारत को घुटने पर आने को मजबूर कर दिया है। समझ नहीं आ रहा है कि कोरोना से कब देश और दुनिया को अंततः मुक्ति मिलेगी। पर यह भी अजीब सी बात ही है कि महामारी, अकाल, भूकंप जैसी घटनाएँ बच्चों को इतिहास में पढ़ाई नहीं जातीं। कहीं-कहीं एक छोटा-मोटा उल्लेख सा आ जाता है। ऐसी घटनाओं को लोग भूल जाना चाहते हैं और बहुत जल्दी भूल भी जाते हैं।

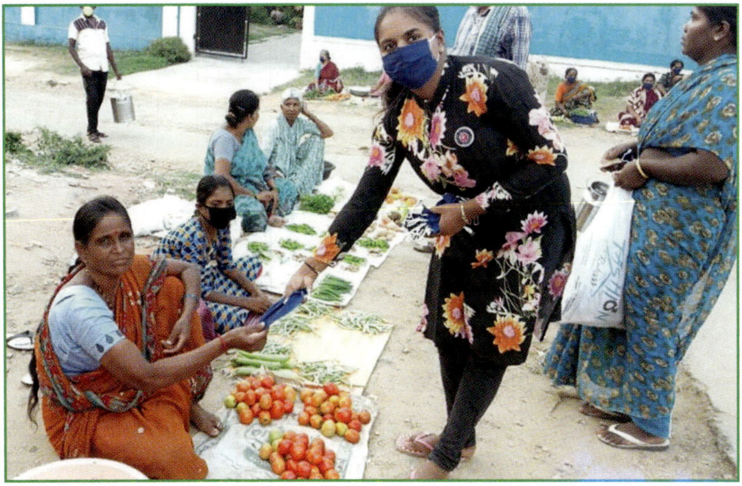

अगर बात गुजरे सौ-सवा सौ सालों की करें तो स्पेनिश फ्लू के कारण भी भारत में बहुत भारी तबाही मची थी। करोड़ों लोग मारे गए थे। गाँव-के-गाँव साफ हो गए थे। भारत में इस महामारी को वे सैनिक लाए, जो प्रथम विश्वयुद्ध में लड़ाई लड़ने गए थे। इसने 1918 के बाद देश भर में भयंकर तबाही मचाई थी।

देखिए कि साहित्य में भी स्पेनिश फ्लू या अन्य महामारियों का जिक्र न के बराबर हुआ। स्पेनिश फ्लू में भारत की लगभग दो करोड़ आबादी मर गई थी, जबकि पूरी आबादी ही बीस करोड़ के लगभग थी। यानी दस में से एक व्यक्ति मर गया था, लेकिन न कोई उपन्यास, न कहानी, न कविता। प्रेमचंद जैसे उपन्यासकार और टैगोर जैसे कवि उस समय सक्रिय थे। निरालाजी के परिवार के कई सदस्य शिकार हुए थे, जिनमें उनकी पत्नी मनोहरा देवी भी थी। अपनी आत्मकथ्यात्मक कहानी 'कुल्ली भाट' में उन्होंने इस महामारी का हलका सा उल्लेख किया है, लेकिन उनके समग्र साहित्य को देखते हुए यह कुछ भी नहीं है। भारत ने हैजा, चेचक, प्लेग और पोलियो जैसी महामारियों को भी झेला है।

प्लेग का मुख्य कारण खुली नालियाँ, खराब सीवेज प्रणाली आदि ही रही थीं। सूरत के स्थानीय निकाय ने कचरा साफ किया, नालियों को खोला और इस प्रकार प्लेग के फैलाव पर नियंत्रण पाया था। अगर बात बिल्कुल हाल के दौर की करें तो डेंगू और चिकनगुनिया का प्रकोप भी अच्छा-खासा रहा। दोनों ही मच्छरजनित रोग थे और देश के विभिन्न हिस्सों में गंदे पानी के ठहराव ने इन मच्छरों के लिए प्रजनन आधार प्रदान किया। इन्होंने पूरे भारत में लोगों को प्रभावित किया था। इन प्रकोपों के कारण देश के कई हिस्से प्रभावित हुए और राजधानी दिल्ली में ही सबसे अधिक मरीज सामने आए थे। अब बात कर लें ओडिशा में 2014 में पीलिया के प्रकोप की। इसका मुख्य कारण दूषित पानी ही था। पीने के पानी की पाइपलाइनों में गंदा पानी प्रवेश कर गया, जो कि इस बीमारी का कारण बना था। इसी दौरान स्वाइन फ्लू के प्रकोप का भी देश को सामना करना पड़ा। स्वाइन फ्लू एक प्रकार का इन्फ्लूएंजा वायरस ही है। इससे 2014 में गुजरात, राजस्थान, दिल्ली, महाराष्ट्र और तेलंगाना वायरस के कारण सबसे अधिक प्रभावित राज्यों में से थे। मार्च 2015 तक कई सार्वजनिक जागरूकता अभियानों के बाद भी, देश भर में लगभग 33 हजार मामले सामने आए और बहुत से लोगों ने अपनी जान गँवाई। कहने का भाव यह है कि महामारियों से हमारा संपर्क हर काल में होता ही रहा है, पर दु:ख देने वाली स्मृतियों को लोग भूल जाना चाहते हैं। जिंदगी खुशियाँ मनाने के लिए है, न कि

दु:ख की घड़ियों को याद रखने के लिए। इस लिहाज से मुसलमानों का शिया समुदाय अवश्य अपवाद है। वे मातम भी त्योहार की तरह मनाते हैं।

क्या देश उत्तर प्रदेश में मच्छरों के काटने के कारण, 2017 में गोरखपुर शहर में सैकड़ों बच्चों की मौत को भूल सकता है? इस वायरल संक्रमण से मस्तिष्क की सूजन होती है, जिसके चलते शारीरिक विकलांगता होती है और कुछ मामलों में रोगी की जान चली जाती है। अब दुनिया और भारत कोरोना वायरस रोग को झेल रहे हैं। यह 2019 में शुरू हुई थी। इसके संक्रमण के संकेतों में श्वसन संबंधी लक्षण, बुखार, खाँसी और साँस लेने में कठिनाई शामिल हैं। अधिक गंभीर मामलों में, संक्रमण निमोनिया, गंभीर तीव्र श्वसन सिंड्रोम, गुर्दे की विफलता और यहाँ तक कि मृत्यु का कारण बन सकता है।

अब कोरोना को शिकस्त तो देनी ही होगी। भारत में कोविड-19 के खिलाफ टीकाकरण अभियान की शुरुआत से लेकर अब तक टीके की खुराक लगभग 18 करोड़ लोगों को दी जा चुकी है। भारत ने कोरोना के प्रभाव को कम करने के लिए दो तरह के टीके भी ईजाद कर लिये हैं। निश्चित रूप से कोरोना पर विजय पाने की दिशा में भारत ने दुनिया को संजीवनी बूटी दे दी है। भारत के वैज्ञानिक विश्व भर के लिए एक मिसाल बन चुके हैं। हमारे देश में बनी वैक्सीन दुनिया के कई देशों में जा रही है। इसके चलते दुनिया के तमाम बड़े देश भारत के इस प्रयास की सराहना कर रहे हैं। कोरोना की सफल वैक्सीन ईजाद करके भारत ने सिद्ध कर दिया है कि मानव जाति की सेवा के लिए भारत सदैव प्रतिबद्ध है। इस वैक्सीन को लेकर शुरू में कुछ आशंकाएँ और संदेह भी जाहिर किए जा रहे थे। उन आशंकाओं, अफवाहों और भ्रमों को दूर करने के लिए एम्स दिल्ली के डॉयरेक्टर डॉ. रणदीप गुलेरिया ने पहले खुद ही कोरोना वैक्सीन की डोज ली। यह कोई सामान्य बात तो नहीं है। भारत में कोरोना के खिलाफ टीकाकरण की शुरुआत की दिशा में यह एक बड़ा कदम था। कोरोना वायरस ने दुनिया के हरेक इनसान की आँखों से आँसू निकलवा दिए। पृथ्वी पर मौजूद हरेक धर्म, जाति, रंग, लिंग आदि से संबंधित मनुष्य की ईश्वर से यही प्रार्थना थी कि कोरोना वायरस की कोई वैक्सीन ईजाद हो जाए, ताकि दुनिया फिर से अपनी गति से चलने लगे। कोरोना वायरस को लेकर कहीं भी टीका ईजाद होता है तो मानव जाति के लिए राहत की बात होती, पर हरेक भारतीय आज इस बात पर गर्व कर सकता है कि भारत में भी एक प्रभावी कोरोना वायरस का टीका ईजाद कर लिया गया।

मनुष्य की जिजीविषा के सामने कोई भी महामारी टिक नहीं सकती, इसलिए ही तो मानव तमाम अवरोधों के बावजूद आगे बढ़ता रहा है। अब कोरोना का भी नाश होगा। दुनिया फिर से पहले की तरह अपनी गति से चलेगी। पर ये तब ही संभव है, जब सारा देश कोरोना से बचने के लिए टीका लगवा ले और उसे भाजपा का टीका कहकर देश के वैज्ञानिकों का अपमान न करे, सरकार की आलोचना करने वालों को यह भी सोचना चाहिए कि आजादी के बाद से अबतक सभी पूर्ववर्ती सरकारों ने विभिन्न तरह की महामारियों पर कैसे नियंत्रण किया था और यदि उनका नियंत्रण मौजूदा सरकार से बेहतर था, तभी मोदी सरकार की आलोचना करें, अन्यथा नहीं।

□

कोरोना 'काल' में दोषी कौन

कोरोना वायरस की ताजा लहर ने भारत को हिलाकर रख दिया है। यह तो कोई इतिहासकार ही बता सकता है कि क्या भारत के समक्ष कभी इस तरह की विपत्ति, संकट या चुनौती पहले भी आई थी? यह समय सबको राजनीतिक भेदभाव भुलाकर मिल-जुलकर कोरोना का मुकाबला करने का है, क्योंकि इस वैश्विक महामारी से लड़ने का यह ही एकमात्र रास्ता और विकल्प भी है, पर सोनिया गांधी और राहुल गांधी इस मौके को अपने लाभ के लिए सदा भुनाना चाहते हैं। ये दोनों कोरोना के कारण देश में उत्पन्न स्थिति के लिए लगातार केंद्र सरकार को दोषी बता रहे हैं। यदि इन्हें भारत के

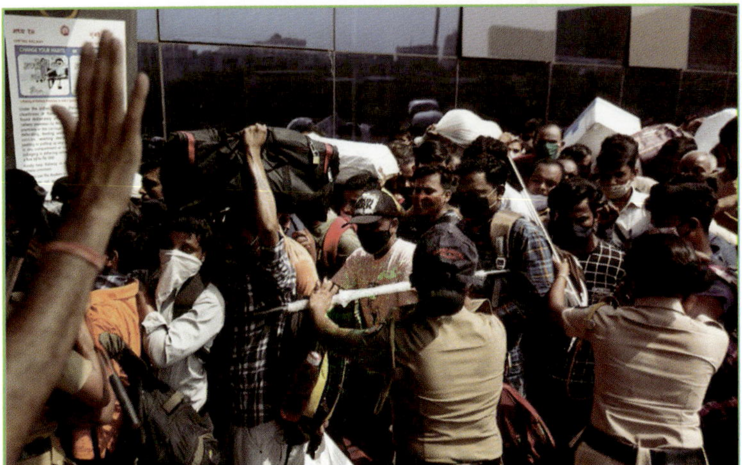

संविधान की रत्ती भर भी समझ होती तो ये शांत रहते और सरकार का साथ दे रहे होते। पर इन्होंने कभी संविधान को जाना–समझा होता तब न? इन्हें इतना भी नहीं पता कि स्वास्थ्य क्षेत्र भारत के संविधान की राज्य सूची में है, हालाँकि स्वास्थ्य क्षेत्र को संविधान के तहत समवर्ती सूची में स्थानांतरित किए जाने की माँग होती रही है, परंतु अभी 'स्वास्थ्य' का विषय पूर्णत: राज्य सूची में आता है। इस बात को यों भी समझा जा सकता है कि संविधान में तमाम विषयों को केंद्र, राज्य और समवर्ती सूची में रखा गया है। अगर स्वास्थ्य राज्य सूची में है तो फिर आजकल राज्यों में स्वास्थ्य क्षेत्र की जो दयनीय स्थिति सामने आ रही है, उसके लिए केंद्र सरकार किस तरह से जिम्मेदार है। राज्यों ने अपने यहाँ स्वास्थ्य सुविधाओं को स्तरीय क्यों नहीं बनाया? क्या इस सवाल का जवाब सोनिया गांधी या उनके यशस्वी पुत्र राहुल गांधी, दिल्ली के मुख्यमंत्री अरविंद केजरीवाल और बंगाल की तीसरी बार मुख्यमंत्री बनी ममता बनर्जी देना चाहेंगे?

इसमें कोई शक नहीं है कि 'स्वास्थ्य' को समवर्ती सूची में शिफ्ट करने से केंद्र को राज्यों के स्वास्थ्य सेक्टर को और गंभीरता से देखना पड़ता। क्या कभी कांग्रेस शासित राज्यों ने इस तरह की माँग की? अब जब कोरोना के कारण देश छलनी हो रहा है तो कुछ नेताओं को तो मानो हाथ लग गया एक मुद्दा केंद्र सरकार को सुबह–शाम पानी पी–पीकर कोसने का। कांग्रेस के पूर्व अध्यक्ष राहुल गांधी कोरोना के मौजूदा हालात पर मोदी सरकार पर और प्रधानमंत्री नरेंद्र मोदी पर तीखे हमले बोल रहे हैं। वे इस स्थिति के लिए सीधे तौर पर प्रधानमंत्री को ही जिम्मेदार मान रहे हैं।

देखा जाए तो अधिकतर राज्यों का अपने स्वास्थ्य क्षेत्र को बेहतर बनाने को लेकर रवैया बेहद ठंडा रहा है। एक उदाहरण लीजिए, पश्चिम बंगाल के द्वितीय मुख्यमंत्री डॉ. बी.सी. राय (जन्म : 1 जुलाई, 1882–मृत्यु : 1 जुलाई, 1962) ने अपने राज्य की राजधानी कोलकाता में अखिल भारतीय आयुर्विज्ञान संस्थान (एम्स) के निर्माण के प्रस्ताव को मानने से ही इनकार कर दिया था। एम्स दिल्ली में न स्थापित होता तो क्या होता? यकीन मानिए कि तत्कालीन केंद्रीय स्वास्थ्य मंत्री राजकुमारी अमृत कौर चाहती थीं कि एम्स का निर्माण पश्चिम बंगाल की राजधानी में हो, पर यह प्रस्ताव डॉ. बी.सी. राय को रास नहीं आया। उन्होंने इसे ठुकरा दिया। फिर यह 1956 में दिल्ली में बना। इस एक उदाहरण से समझा जा सकता है कि भारतीय राज्य अपने यहाँ स्वास्थ्य क्षेत्र को लेकर कोई बहुत गंभीर नहीं रहे हैं। इन्होंने स्तरीय अस्पतालों से लेकर मेडिकल कॉलेजों के निर्माण करने के बारे में भी

कभी कोई नीति नहीं बनाई। एम्स भारत की पहली स्वास्थ्य मंत्री राजकुमारी अमृत कौर के ही विजन का परिणाम है। वे गांधीजी की प्रिय शिष्या थीं।

एम्स के डॉक्टर रोगियों को पूरे मन से देखते हैं। इधर समूचे उत्तर भारत या कहें कि हिंदीभाषी राज्यों और बंगाल-उड़ीसा तक के रोगी आते हैं। बिहार, उत्तर प्रदेश और मध्य प्रदेश के रोगियों को दिल्ली एम्स पर खासा यकीन है। इधर बिहार के पटना, दरभंगा, किशनगंज, अररिया, मुजफ्फरपुर वगैरह के तमाम रोगी इधर से स्वस्थ होकर ही घर वापस जाते हैं। आखिर सब राज्यों में एम्स जैसे पाँच-सात अस्पताल क्यों नहीं खुले ?

केंद्र तो हर साल के अपने बजट में स्वास्थ्य क्षेत्र के लिए भी एक निश्चित धनराशि रखता है। वह धनराशि सभी राज्यों को बाँट दी जाती है। आगे राज्य उसे अपनी मर्जी से खर्च करते हैं। राज्यों को अपनी आबादी और जरूरतों के हिसाब से स्वास्थ्य सुविधाएँ विकसित करनी चाहिए थीं। उस तरफ ज्यादातर राज्यों का ध्यान नहीं गया। दिल्ली में आम आदमी पार्टी (आप) सरकार बार-बार कहती रही कि उसने मोहल्ला क्लीनिक बनाए हैं। क्या कोई बताएगा कि इस कोरोनाकाल में उनका क्या हुआ ? अभी तो देश को कोरोना को हराना होगा। एक बार कोरोना को मात देने के बाद नए मेडिकल कॉलेजों को खोलने के संबंध में भी ठोस कार्यक्रम बनाना होगा। देश में मेडिकल कॉलेजों की संख्या उस तरह से बढ़ नहीं सकी है।

नए खुलनेवाले मेडिकल कॉलेजों में दाखिले पारदर्शी तरीके से हों और इनमें उच्चस्तरीय फैकल्टी आए। मान लीजिए कि हमारे यहाँ मेडिकल कॉलेजों में दाखिलों के स्तर पर जमकर धाँधली होती रही है। इसके चलते हजारों-लाखों मेधावी छात्र डॉक्टर बनने से वंचित रह गए।

दरअसल देश के 6 राज्यों, जो भारत की आबादी का 31 फीसदी का प्रतिनिधित्व करते हैं, वहाँ 58 फीसदी एम.बी.बी.एस. सीटें हैं; दूसरी ओर, आठ राज्य, जहाँ भारत की आबादी के 46 फीसदी लोग रहते हैं, वहाँ केवल 21 फीसदी एम.बी.बी.एस. सीटें हैं। यह चिकित्सा शिक्षा में भारी असंतुलन और गड़बड़ी की तरफ इशारा करता है। सामान्य रूप से स्वास्थ्य की कमी को गरीबी के साथ जोड़ा जाता है। उदाहरण के लिए, कुपोषित बच्चों के उच्चतम अनुपात के साथवाले राज्यों में, झारखंड और छत्तीसगढ़ में संस्थागत प्रसव के लिए सबसे खराब बुनियादी ढाँचा है। इन सब बिंदुओं पर अब काम करना होगा।

अगर स्वास्थ्य क्षेत्र राज्यों का विषय है तो इसका यह मतलब नहीं है कि केंद्र सरकार की राज्यों के हेल्थ सेक्टर को लेकर कोई जिम्मेदारी नहीं है। केंद्र सरकार

को स्वास्थ्य क्षेत्र में राज्यों को शोध और नई योजनाओं के संबंध में मार्गदर्शन देते रहना होगा। केंद्र तथा राज्य सरकारों को देश के सभी नागरिकों को सुलभ, सस्ती और पर्याप्त स्वास्थ्य सेवाएँ देने के लिए मिलकर काम करना होगा। हालाँकि यह स्वीकार करना होगा कि अभी तक इस बाबत कोई बहुत शानदार काम नहीं हुआ। यह भी जान लिया जाए कि स्वास्थ्य का अधिकार पहले ही संविधान के अनुच्छेद 21 के माध्यम से प्रदान किया गया है, जो जीवन और स्वतंत्रता की सुरक्षा की गारंटी देता है।

इसलिए यह चाहिए कि सभी राज्य सरकारें अपनी संवैधानिक जिम्मेदारी तत्परता से निभाएँ और बिना वजह इस कोरोना संकट काल में आरोप-प्रत्यारोप में समय गँवाने के बजाय अपने राज्य की जनता को सही और कारगर स्वास्थ्य सेवाएँ उपलब्ध कराएँ, जहाँ तक प्रधानमंत्री नरेंद्र मोदी के कोरोना संघर्ष का सवाल है, पूरा विश्व और देश का बच्चा-बच्चा यह जानता है कि शुरू से लेकर अब तक कोरोना से संघर्ष करने में प्रधानमंत्री मोदी का क्या रोल रहा है। 'उलटा चोर कोतवाल को डाँटे' वाली बात तो शोभा नहीं देती न?

□

कोरोना पर चीन की चुप्पी और असहयोग

यह साफ है कि ब्रिक्स जैसे मंच इसलिए ही बनते हैं, ताकि इनमें शामिल देश एक-दूसरे के साथ सहयोग करें। ये आपस में जुड़ते भी इसलिए हैं, क्योंकि इनमें विभिन्न मसलों पर आपसी सहमति भी होती है या उसके लिए सदिच्छा बनी रहती है। पर कोरोनाकाल के दौरान देखने में आ रहा है कि ब्रिक्स देशों का एकमात्र सदस्य चीन अन्य सहयोगी देशों, खासतौर पर भारत तथा ब्राजील का कोरोना से लड़ने में कतई साथ नहीं दे रहा है। इन दोनों

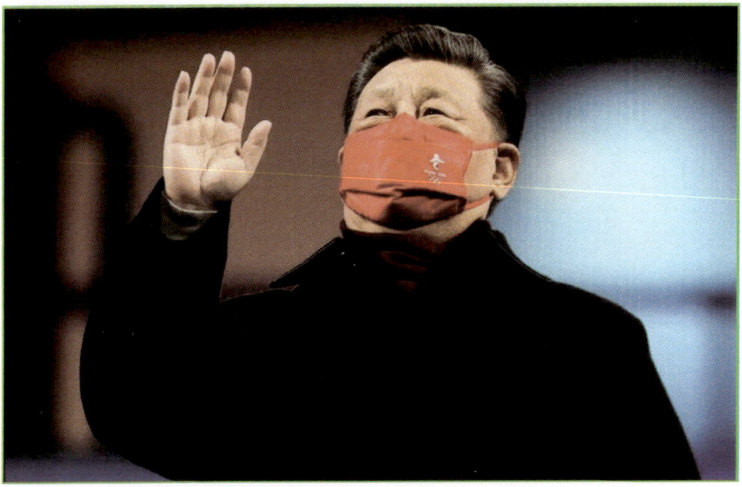

देशों में कोरोना के कारण भारी नुकसान भी हो रहा है।

पिछले साल नवंबर में ब्रिक्स सम्मेलन में चीनी राष्ट्रपति जिनपिंग ने कहा था कि कोरोना संक्रमण पूरे विश्व में काफी तेजी से फैल रहा है। कोरोना संक्रमण के इलाज के लिए चीनी कंपनियाँ अपने रूसी भागीदारों के साथ काम कर रही हैं। वहीं वह दक्षिण अफ्रीका और भारत के साथ सहयोग करने के लिए भी तैयार है। क्या चीन के इतना कहने भर से काम हो जाता है ?

जिनपिंग तो इस पूरे समय में भारत के साथ सीमा पर लड़ने के मूड में दिखाई देते रहे, इसलिए उनका यह कहना कि उनका देश भारत से सहयोग के लिए तैयार है, समझ से परे है। उनके अपने देश में उनके दावे के अनुसार कोरोना का संकट खत्म सा हो चुका है। वहाँ जिंदगी अब सामान्य हो रही है। तब वे पूरे विश्व को या कम-से-कम ब्रिक्स के सदस्य देशों को यह क्यों नहीं बताते कि कोरोना पर किस तरह से काबू पाया जा सकता है ? क्या चीन को यह दिखाई नहीं देता कि भारत इस समय किस घोर संकट से गुजर रहा है ? इसके बावजूद उसकी तरफ से भारत को कोई मदद नहीं मिल रही है। यह साबित करता है कि वह ब्रिक्स आंदोलन को मजबूत करने के प्रति गंभीर नहीं है। वह ब्रिक्स के एक अन्य सदस्य देश रूस से ही कुछ सीख लेता। रूस में बनी वैक्सीन की पहली खेप (डेढ़ लाख डोज) भारत पहुँच चुकी थी। दूसरी खेप भी जल्दी ही पहुँच जाएगी। रशियन डायरेक्ट इन्वेस्टमेंट फंड ने भारत में इस वैक्सीन को उपलब्ध कराने के लिए डॉ. रेड्डीज लैबोरेटरीज से हाथ मिलाया है। स्पूतनिक वी टीके को दुनिया भर के 50 से ज्यादा देश अप्रूवल दे चुके हैं।

ब्रिक्स के लिए कहा जाता है कि यह उभरती अर्थव्यवस्थाओं का संघ है। इसमें ब्राजील, रूस, भारत, चीन और दक्षिण अफ्रीका हैं। ब्रिक्स की स्थापना 2009 में हुई थी। इसे 2010 में दक्षिण अफ्रीका के शामिल किए जाने से पहले 'ब्रिक' ही कहा जाता था। रूस को छोड़कर ब्रिक्स के सभी सदस्य विकासशील या नव औद्योगीकृत देश ही हैं, जिनकी अर्थव्यवस्था विश्व भर में आज के दिन सबसे तेजी से बढ़ रही है। दुनिया की 40 फीसदी से अधिक आबादी ब्रिक्स देशों में ही रहती है। कहने को तो ब्रिक्स के सदस्य देश वित्त, व्यापार, स्वास्थ्य, विज्ञान एवं प्रौद्योगिकी, शिक्षा, कृषि, संचार, श्रम आदि मसलों पर परस्पर सहयोग का वादा करते रहते हैं। पर चीन भारत के साथ सदैव दुश्मनों जैसा व्यवहार करता रहा है। यह बात कोरोनाकाल के समय तो और शीशे की तरह साफ हो गई है।

कोरोना की दूसरी लहर में अचानक संक्रमण के मामलों में बढ़ोतरी से भारत स्वास्थ्य व्यवस्था के मोर्चे पर जूझ रहा है। इस जानलेवा बीमारी से निपटने को लेकर भारत का चीन ने कतई साथ नहीं दिया। हालाँकि भारत आजकल भी उससे काफी सामान आयात तो कर ही रहा है। उदाहरण के रूप में भारतीय कंपनियों द्वारा चीनी विनिर्माताओं से खरीदी जाने वाली ऑक्सीजन कंसंट्रेटर जैसी कुछ कोविड-19 मेडिकल सप्लाई महँगी हो गई है। हांगकांग में भारत की महावाणिज्य दूत प्रियंका चौहान ने हाल में चीन से मेडिकल सप्लाई की कीमतों में बढ़ोतरी रोकने के लिए कहा था। भारत से ऑक्सीजन कंसंट्रेटर की माँग कुछ ही समय में कई गुना बढ़ गई है।

कोई माने या न माने, पर चीन एक नंबर का घटिया देश है। चीन का आतंकवाद के मसले पर भी रवैया कभी साफ नहीं रहा था। वह हर मामले पर पाकिस्तान का साथ देता रहा था। चीन ने कहा था, "आतंकवाद सभी देशों के लिए एक आम चुनौती है। पाकिस्तान ने आतंकवाद के खिलाफ अपनी आजादी की लड़ाई में जबरदस्त प्रयास और बलिदान किया है। इसके लिए अंतरराष्ट्रीय समुदाय को उसका सम्मान करना चाहिए और पहचान भी की जानी चाहिए।" जब समूची विश्व बिरादरी पाकिस्तान पर आतंकवाद को लेकर सख्त कदम उठाने के लिए दबाव बनाती है, तब दुष्ट चीन पाकिस्तान को बेशर्मी से बचाता रहा।

बेशक, ब्रिक्स दुनिया से कोरोना से बचाव तथा आतंकवाद को खत्म करने के स्तर पर एक बड़ी मुहिम चला सकता था। पर अभी तक उसके कदम इस लिहाज से तेज रफ्तार से नहीं बढ़े हैं। यह दुःखद है कि संसार का इतना महत्त्वपूर्ण संगठन इन सवालों पर कमजोर ही रहा।

लेकिन, यह कहना होगा कि चीन से लोहा लेने में ऑस्ट्रेलिया मर्दानगी दिखाकर आगे रहा। इसलिए चीन ने ऑस्ट्रेलिया से व्यापारिक समझौतों पर चल रही सभी गतिविधियों पर अनिश्चितकाल के लिए रोक लगा दी है। बीजिंग ने ऑस्ट्रेलिया से कोयला, आयरन, गेहूँ, वाइन सहित कई सामान के आयात को भी फिलहाल बंद कर दिया है। सवाल यह है कि ब्रिक्स के बाकी देश चीन से क्यों नहीं पूछते कि वह कोरोनाकाल में अपने सहयोगी देशों के साथ क्यों नहीं खड़ा है? क्या वह ब्रिक्स के साथी देशों का हित चाहता है या नहीं?

खैर, यह कष्टकारी समय भारत के लिए अब एक अवसर बन सकता है। भारत के लिए दुनिया का मैन्यूफैक्चरिंग हब बनने का अवसर है। भारत चाहे तो

चीन के खिलाफ दुनिया भर में फैली नफरत का इस्तेमाल अपने लिए एक बड़े आर्थिक अवसर के रूप में कर सकता है। भारत को इस अवसर को कदापि छोड़ना नहीं होगा। यह संभव होगा, जब हम दुनिया भर की कंपनियों को अपने यहाँ निवेश के लिए सम्मानपूर्वक बुलाएँगे, हमारे सरकारी विभागों में फैला भ्रष्टाचार और लालफीताशाही खत्म होगा। केंद्र तथा राज्य सरकारों को इस दिशा में कठोर फैसले लेने होंगे। कोरोनाकाल के बाद से चीन में काम करने वाली सैकड़ों बहुराष्ट्रीय कंपनियाँ वहाँ से अपनी दुकानें बंद कर रही हैं। भारत को उन कंपनियों को अपने यहाँ बुलाना चाहिए, लेकिन आकर्षक शर्तों पर।

□

तीसरी लहर के लिए कितनी तैयारी

कोरोना वायरस की दूसरी लहर ने कुछ ही दिनों में देश को अंदर तक हिलाकर रख दिया है। इसने अमीर-गरीब, शहरी-ग्रामीण, औरत-मर्द में कोई भेदभाव नहीं किया। इसने हरेक घर तक जाकर अपना असर दिखाया, लेकिन अब दूसरी लहर कमजोर पड़ने लगी है। कोरोना वायरस से संक्रमित रोगियों की तादाद प्रायः हरेक जगह पर घट रही है। यह संतोष का विषय तो हो सकता है, पर अब कुछ बातों को गाँठ में बाँध लेना भी जरूरी है। पहली बात तो यह है कि कोरोना वायरस हमारे बीच में अब लंबे समय तक रहने वाला है। यही नहीं, इसकी तीसरी लहर आने के भी संकेत मिलने लगे हैं या कहा जाए कि वह कभी भी आ सकती है।

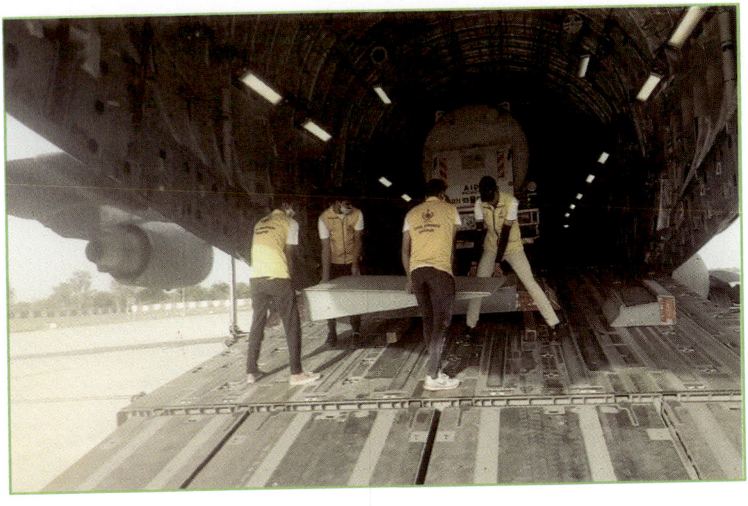

सबसे बड़ी चिंता का विषय है कि तीसरी लहर दूसरी की तुलना में अधिक मारक हो सकती है। तब रोगियों की संख्या भी दूसरी लहर की तुलना में कहीं अधिक होगी। यह वास्तव में एक डराने वाली स्थिति है। आई.आई.टी. दिल्ली ने जारी अपनी एक रिपोर्ट में दावा किया है कि तीसरी लहर में अकेले दिल्ली में ही रोजाना 45 हजार नए मामले आ सकते हैं। यह सुनकर भी रूह काँप उठती है। ऐसे में रोजाना करीब 9 हजार रोगियों को अस्पताल में भरती करने की जरूरत पड़ेगी। दिल्ली को इसके लिए तैयार रहना होगा। यदि ये हालात बनते हैं तो इससे निपटने के लिए दिल्ली में अस्पतालों और रीफिलिंग के लिए कुल मिलाकर प्रतिदिन 944 मीट्रिक टन ऑक्सीजन की जरूरत पड़ेगी। इतनी अधिक मात्रा में ऑक्सीजन की व्यवस्था करना कोई आसान काम नहीं है। जाहिर है, अगर हम तीसरी लहर पर सारे देश की स्थिति पर बात करें तो हालात तो अकल्पनीय रूप से खराब हो सकते हैं। भगवान् करे कि यह न हो। अब दुनिया को और आघात न सहना पड़े। पर किसी ने कहाँ सोचा था कि कोरोना वायरस की दूसरी लहर देखते-ही-देखते अपने शिकंजे में सारे देश को ही ले लेगी, इसलिए युद्ध स्तर पर आगे के लिए तैयारी करना तो लाजिमी है।

चूँकि देश में संक्रमण की दर कम हो रही है, इसलिए सरकारों और मेडिकल की दुनिया से जुड़े लोगों को अभी आराम करने के मोड में तो कतई नहीं आना चाहिए। हमें अभी भविष्य में आने वाली चुनौतियों से निपटने के लिए समुचित व त्वरित कदम उठाते ही रहने चाहिए। सबको पता है कि कोरोना की दूसरी लहर में ऑक्सीजन की कमी से देश भर में हजारों जानें गईं। अब ये हालात नहीं होने चाहिए। कोरोना के रोगियों के बीच ऑक्सीजन की भारी कमी को देखा गया। उसे देखते हुए अब सब राज्यों को ऑक्सीजन उत्पादन, स्टोरेज और उसके वितरण में सुधार करने की तुरंत आवश्यकता है। सभी अस्पतालों को ऑक्सीजन निस्तारण प्रक्रिया के लिए आवश्यक सभी प्रकार के नोजल, एडेप्टर्स और कनेक्टर्स मुहैया कराने चाहिए। मैं मानता हूँ कि सभी सरकारें और स्थानीय निकाय ऐसा अब तक भी कर ही रही होंगी। प्रधानमंत्रीजी तो सबकी मदद के लिए दिन-रात खड़े ही हैं।

किसे नहीं पता कि अप्रैल महीने में जब कोरोना की दूसरी लहर का पीक था, तब सैकड़ों धनी-संपन्न लोगों तक को अस्पतालों में बेड नसीब नहीं हुआ। मुझे पता चला है कि राजधानी दिल्ली के एक मशहूर सेंट लॉरेंस स्कूल के संस्थापक और कारोबारी श्री गिरिश मित्तल को लाख चाहने के बाद भी बेड नहीं मिला। अंत में उन्हें फरीदाबाद के एक अस्पताल में भरती करवाया गया। वहाँ उनकी मृत्यु हो

गई। इसी प्रकार प्रख्यात गीतकार डॉ. कुँवर बेचैन और प्रसिद्ध कवि पद्मश्री डॉ. रवींद्र राजहंस को भी नोएडा के प्राइवेट अस्पताल में बचाया न जा सका। जब हर लिहाज से सक्षम लोगों का यह हाल हुआ है तो समझ लें कि बाकी के साथ क्या हुआ होगा, इसलिए देश के हर छोटे-बड़े शहरों के अस्पतालों में ऑक्सीजन वाले बेडों की संख्या भी बढ़ानी होगी।

इसके साथ ही अब देश को यह भी देखना होगा कि कोरोना के कारण किसी बच्चे के सिर से उसके माता-पिता का साया न उठे। कोरोना की दूसरी लहर के कारण न जाने कितने मासूम बच्चे अनाथ हो गए। इन बच्चों के लिए मुफ्त पढ़ाई और आर्थिक मदद जैसी अनेक घोषणाएँ राज्य और केंद्र सरकारों ने की हैं। पर अभी इन बच्चों के सामने कुछ और दिक्कतें आ सकती हैं। याद रखें कि कोरोना से मृत्यु का प्रमाण-पत्र मिलना अत्यंत कठिन है। सैकड़ों लोग अस्पतालों के दरवाजों पर मर गए और बहुत से लोग तो घर पर ही मर गए। बीच में ऐसे भी दिन आए कि टेस्ट होने का नंबर ही नहीं आया और लोग मर गए। अब ये अनाथ बच्चे कहाँ जाएँगे प्रमाण-पत्र बनवाने के लिए? सरकारी दफ्तरों की कठिन प्रक्रिया से कैसे गुजरेंगे? जिनके खाते बैंकों में हैं, वे मर गए और उनके नॉमिनी भी मर गए, अब बच्चे रह गए हैं, उनका पैसा बैंकों से कैसे निकलेगा? इन सवालों के हल सरकारों को तुरंत तलाश करने होंगे। वरना घोषणाएँ जमीन पर लागू करना कठिन होगा। बच्चों की मदद में सरकार और संस्थाएँ खुद आगे नहीं बढ़ेंगी तो ये तमाम घोषणाएँ जबानी जमा-खर्च बनकर रह जाएँगी।

यह सच है कि बहुत से लोग केदारनाथ जैसी आपदाओं में मारे जाते हैं और उनका बैंक एकाउंट लावारिस हो जाता है। बच्चे दर-दर भटकते रहते हैं और पैसा बैंकों में पड़ा रहता है। ये अनाथ हुए बच्चे न मदद माँग पाएँगे, न कागजी काररवाई पूरी कर पाएँगे। सरकार और समाज को खुद इनकी मदद को आगे आना होगा और नियमों में कुछ शिथिलता देनी होगी।

कोरोना से आगे भी बचे रहने के बाकी उपाय वही हैं, जैसे कि मास्क पहनना, सामाजिक दूरी बनाए रखना और हाथों को बार-बार साबुन से अच्छी तरह से धोना। ये तो सभी नागरिकों से कम-से-कम अपेक्षित है ही। हालाँकि दूसरी लहर के बाद देखने में आ रहा है कि अब पहले वाली लापरवाही तो ज्यादा लोग नहीं कर रहे हैं। वे कम-से-कम मास्क तो पहन ही रहे हैं। अब उन्हें कोरोना की भयावहता का अंदाजा भी लग चुका है। जो लापरवाही करेगा, वही फँसेगा। वह अपने साथ अपनों को भी मरवाने का रास्ता साफ करेगा। इसलिए मास्क तो बड़े पैमाने पर

पहने जाने लगे हैं और कोरोना से बचाव के लिए वैक्सीन लेना भी अनिवार्य है, यह लोग समझने लग गए हैं।

देखिए, दुनिया के अनेक देशों ने अपनों को कोरोना से लड़ने के लिए तैयार कर लिया है। वहाँ पर तेजी से सब वैक्सीन लगवा रहे हैं। यही हमें भी करना होगा। हमें भी फिलहाल भीड़–भाड़ और बड़े आयोजनों से बचना होगा। अब पहले वाली दुनिया तो नहीं रहने वाली। यह बात लोगों को जितनी जल्दी समझ आ जाए, उतना ही अच्छा रहेगा।

□

हे राम! वैक्सीन लेने में अब भी किंतु-परंतु

कोरोना की काट वैक्सीन को लेकर अब भी देश में बहुत से खास और आम लोगों में डर का भाव दिखता है। वे इसे लगवाने से बच रहे हैं। आप यह भी कह सकते हैं कि उनकी वैक्सीन लगवाने में कोई दिलचस्पी ही नहीं है। इस तरह तो देश में कोरोना को मात देना कठिन होगा।

अब जरा देखें कि कोरोना की चपेट में आने के बाद उड़न सिक्ख मिल्खा सिंह को मोहाली के एक अस्पताल में भरती करवाया गया। वहाँ पर भरती होने के बाद

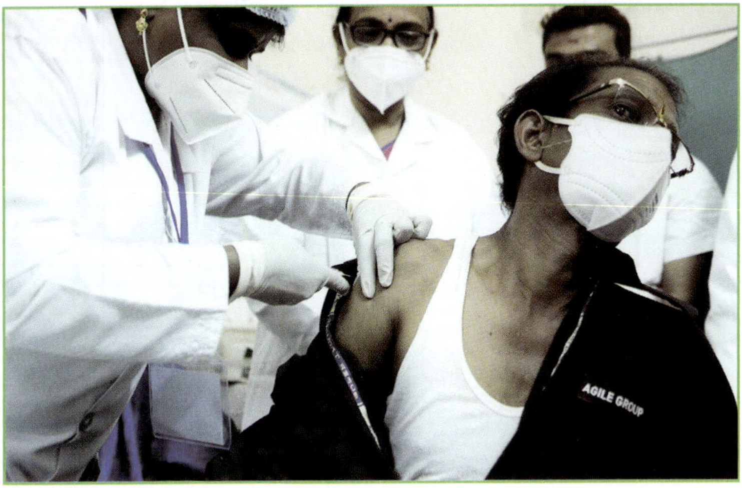

मिल्खा सिंह ने कहा कि उन्होंने कोरोना की वैक्सीन को लगवाने के संबंध में सोचा ही नहीं। हाँ, वे इसके वायरस को हरा देंगे। बहुत अच्छी बात है कि वे कोरोना के वायरस को हरा दें, पर उनका वैक्सीन न लगवाना कतई सही नहीं माना जा सकता। फिलहाल तो यही एकमात्र कोरोना के वायरस से लड़ने के लिए जरूरी हथियार है। समझ नहीं आता कि मिल्खा सिंह को उनके परिवार के सदस्यों या मित्रों ने वैक्सीन लगवाने के संबंध में क्यों नहीं कहा? अगर उन्होंने कोरोना वैक्सीन को वक्त रहते लगवा लिया होता तो वे दो-तीन दिनों में ठीक भी हो जाते, क्योंकि वैक्सीन कोरोना वायरस के असर को काफी हद तक खत्म कर देती है।

इसके उलट मुझे तो प्रतिदिन ही किसी-न-किसी मित्र या परिचित के फोन आते हैं कि उन्हें भी कोरोना हुआ, पर उनकी तो जान सिर्फ इसलिए बच गई, क्योंकि उन्होंने वैक्सीन लगवा रखी थी।

इससे भी गंभीर मामला उत्तर प्रदेश से सामने आ रहा है। वहाँ पर कोरोना वैक्सीन लगवाने के डर के कारण अपने पास आती एक मेडिकल टीम को देखकर लोगों ने सरयू जैसी विकराल नदी में छलाँग लगा दी। बाराबंकी की तहसील रामनगर में पिछले शनिवार को स्वास्थ्य विभाग की टीम ग्रामीणों को कोरोना-रोधी टीका लगाने पहुँची, जिसकी भनक से ही ग्रामीण डर गए थे और छिपकर नदी के किनारे बैठने लगे। खबरें मिल रही हैं कि कुछ ने उफनती नदी में छलाँग तक लगा दी, ताकि उन्हें कोई टीका न लगाए। अब बताइए कि कोई भी सरकार कैसे कोरोना जैसे भयंकर वायरस को हरा सकेगी? यकीन मानिए कि कोरोना महामारी की दूसरी लहर के बाद ही भारत में एक हद तक वैक्सीन को लगवाने को लेकर गंभीरता भी पैदा हुई है। उससे पहले तो अधिकतर लोग इसे लगवाने से बच ही रहे थे। अब जब कोरोना का संक्रमण बेहद जानलेवा साबित होने लगा तो युवाओं के लिए भी वैक्सीन लगवाना बेहद जरूरी हो गया, क्योंकि वैक्सीनेशन के बाद बीमारी की गंभीरता और उससे मौत होने का खतरा काफी कम हो जाता है। युवाओं के लिए वैक्सीन लगवाना इसलिए भी जरूरी है, क्योंकि युवा तेजी से कोरोना के नए वैरिएंट से संक्रमित हो रहे थे। वैक्सीन लगवाने से कोरोना फैलने का खतरा काफी हद तक कम हो सकता है और लोग सामान्य जीवन की ओर बढ़ सकते हैं। कई पश्चिमी देशों में भी देखा गया है कि वैक्सीनेशन के बाद लोग सामान्य जीवन की ओर बढ़ने लगे हैं। अब तो अमेरिका में मास्क लगाना तक जरूरी नहीं रहा और खाने-पीने के सार्वजनिक रेस्तराँ तक खुलने लगे।

अगर आँकड़ों की बात करें तो हमारे देश की 38 फीसदी आबादी 19 से 44 उम्र के लोगों की है। देश में अब तक लगभग 18 करोड़ लोग वैक्सीन लगवा चुके हैं। टीकाकरण अभियान के दौरान 45 से 60 साल के 5,76,53,924 लोगों को कोविड-19 टीके की पहली खुराक तथा 92,39,392 लोगों को दूसरी खुराक भी लगाई गई है। इसके अलावा 60 साल से ऊपर के 5,46,60,900 लोगों को पहली खुराक और 1,79,10,024 लोगों को दूसरी खुराक दी गई है। पर अभी भी बहुत बड़ा लक्ष्य बाकी है। सारे देश में वैक्सीन लगाने में तो वक्त लगेगा। पर पहले देश की जनता जाग्रत् तो हो और इसको लगवाने को लेकर आगे भी आए।

पहले तो बहुत से लोगों में वैक्सीन को लेकर उथल-पुथल मची हुई थी। ये हाल तब है, जब सरकार, डॉक्टर, वैज्ञानिक और विशेषज्ञ लगातार इस बात को कहते रहे हैं कि अपनी बारी आने पर वैक्सीन जरूर लें, इससे ही कोरोना संक्रमण की बढ़ती हुई चेन को तोड़ा जा सकता है। इस वैक्सीन को लेकर शुरू में कुछ आशंकाएँ और संदेह भी जाहिर किए जा रहे थे। उन आशंकाओं, अफवाहों और भ्रमों को दूर करने के लिए एम्स के डायरेक्टर डॉ. रणदीप गुलेरिया ने खुद ही सबसे पहले कोरोना वैक्सीन की डोज ली थी। भारत में कोरोना के खिलाफ टीकाकरण की शुरुआत की दिशा में यह एक बड़ा कदम था। कोरोना वायरस ने तो दुनिया के हरेक इनसान की आँखों से आँसू निकलवा दिए हैं। करोड़ों परिवारों को बरबाद कर दिया है और लाखों लोगों की जानें ले ली हैं।

दरअसल यह संक्रमण हवा के जरिए अधिक तेजी से फैल रहा है, न कि संक्रमित सतह को छूने से। पूरी दुनिया में भारत फिलहाल एकमात्र ऐसा देश है, जहाँ पर इसके सबसे अधिक मामले सामने आ रहे हैं। अभी वैक्सीन का काम कई राज्यों में रुक सा भी गया है या मंद पड़ गया है, क्योंकि इसकी खुराक ही खत्म हो गई है। पर यह मसला जल्दी ही हल हो जाएगा। देश में कोरोना से लड़ने के लिए सरकार हरसंभव प्रयास कर रही है कि टीकाकरण का काम जल्द पूरा हो जाए। हम भारत में कोरोना के प्रभाव को कम करने के लिए अपने देश में बने दो तरह के टीके लगा रहे हैं। अब रूस में बना टीका भी लगने लगेगा। कोरोना के नियंत्रण में 97.6 प्रतिशत तक कारगर माना जा रहा है रूसी वैक्सीन 'स्पूतनिक वी' को। इसका अब हिमाचल प्रदेश के बद्दी में बड़े पैमाने पर उत्पादन भी होगा। यहाँ बनने वाली वैक्सीन की गुणवत्ता की देखदेख रूस से की जाएगी। इसकी आपूर्ति भी रूस को ही जाएगी। बताया जा रहा है कि

रूस ने भारत में 'स्पूतनिक वी' की 18 मिलियन खुराक भेजने की योजना की घोषणा की है, जिसमें मई माह में 30 लाख, जून में 50 लाख और जुलाई में 10 मिलियन खुराक शामिल है।

कोरोना की दूसरी लहर घर–घर तक पहुँच गई है। इसने सारे देश को हिलाकर रख दिया है। इसकी वजह से सारे देश को भारी क्षति हुई है। इसलिए अब यह जरूरी है कि कोरोना की वैक्सीन लेने में कतई देरी न की जाए। इस तरह का कोई भी कदम नासमझी भरा ही होगा।

□

कोरोना में इमरान का 'रोना'

कोरोना की दूसरी लहर के कारण भारत में जो कुछ हो रहा है, उसे सारी दुनिया ने देखा। सारी दुनिया आज इस संकट में भारत के साथ खड़ी है। भारत को दुनिया के विभिन्न देशों से मदद भी मिल रही है। पहले दौर में भारत ने सबकी बढ़-चढ़कर मदद की। लिहाजा सभी देश कोरोना के दूसरे दौर के संकट से भारत को उबारने में जुटे हुए हैं, पर पाकिस्तान के प्रधानमंत्री इमरान खान सारी नैतिकताओं को ताक पर रख कह रहे हैं कि अल्लाह की मेहरबानी से हमारे मुल्क में हालात काबू में हैं, जबकि हिंदुस्तान में स्थिति बहुत खराब है। हरेक भारतीय की यही चाहत है कि पाकिस्तान में भी

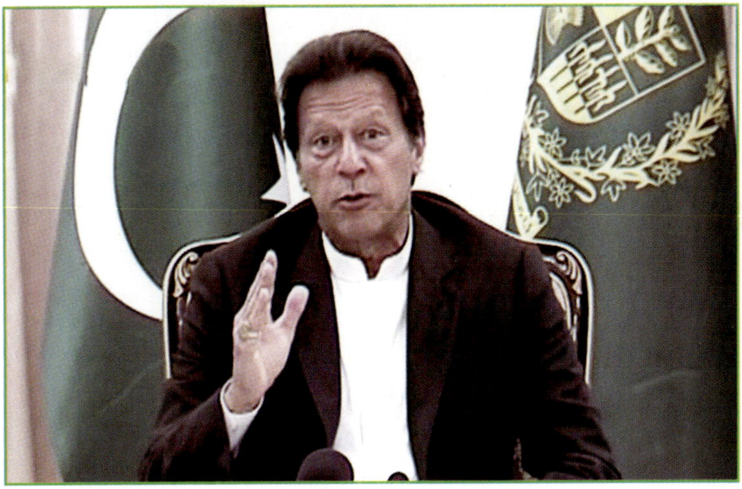

हालात काबू में रहें। वहाँ पर भी कोरोना से किसी को नुकसान न हो। पर इमरान खान का बयान यह दिखाता है कि वे भारत को लेकर कितनी कटुता पाले हुए हैं। इस वैश्विक महामारी में भी वे बाज नहीं आ रहे। वे भारत का प्रत्यक्ष या अप्रत्यक्ष रूप से सदैव अशुभ ही चाहते हैं। उन्हें यह समझ आ जाना चाहिए कि अल्लाह तो सबका है। वह किसी देश विशेष का नहीं है। भारत की 135 करोड़ आबादी भी अल्लाह पर यकीन करती है। हाँ, जिसे इमरान खान अल्लाह कह रहे हैं, उसे भारत में भी ईश्वर, भगवान, गॉड, वाहे गुरु या अल्लाह ही कहते हैं। हमारे लिए ईश्वर एक है।

अगर बात मुसलमानों की करें तो भी भारत में पाकिस्तान की कुल आबादी से अधिक मुसलमान बसते हैं। इन सबकी अल्लाह के प्रति निष्ठा और अकीदा है।

काश, इमरान खान को भारत के बहुलतावादी समाज की जानकारी होती। हालाँकि, उन्हें याद ही होगा साल 2004 का रमजान का महीना। वे दिल्ली में भारत–पाकिस्तान रिश्तों को लेकर चल रहे एक सम्मेलन में भाग लेने आए थे। वे तब तक तहरीक–ए–इनसाफ पार्टी के नेता थे। हालाँकि उनकी पहचान एक अच्छे क्रिकेटर के रूप में अधिक होती थी। उन्होंने ख्वाबों में भी नहीं सोचा होगा कि वे आगे चलकर अपने देश के वजीरे आजम भी बन जाएँगे। सम्मेलन के दूसरे दिन उनकी चाहत थी जामा मसजिद जाकर मगरिब की नमाज पढ़ने के बाद रोजा खोलें। उन्हें जामा मसजिद लेकर जाने वाले कुछ लोग तैयार हो गए। जामा मसजिद के इमाम अहमद बुखारी को भी सूचित कर दिया गया कि इमरान खान नमाज पढ़ने के लिए आ रहे हैं। उनकी कार सम्मेलन स्थल मौर्या शेरटन होटल से जनपथ होते हुए कनॉट प्लेस पहुँची। इमरान खान कार की खिड़की से बाहर दिल्ली के नजारे देख रहे थे। तब कोरोना के कहर से दिल्ली या दुनिया सहमी हुई नहीं थी। सबकुछ मौज में चल रहा था। कार जनपथ मसजिद को पार करके जब कनॉट प्लेस के आउटर सर्किल से गुजर रही थी तो वहाँ पर लेडी हार्डिंग मेडिकल कॉलेज परिसर के ठीक आगे अब्दुस सलाम मसजिद और उसके चंदेक मिनटों के बाद आ गई मोती मसजिद। सबमें नमाजी आ–जा रहे थे। सारा माहौल उत्साह और ऊर्जा से लबरेज था। उसमें आध्यात्मिकता भरी हुई थी। इमरान खान कनॉट प्लेस की रौनक को महसूस कर रहे थे। उन्हें जामा मसजिद पहुँचने से पहले आसफ अली रोड और दरियागंज में भी विभिन्न मसजिदों के दर्शन हो रहे थे। जामा मसजिद में पहुँचकर इमरान खान ने मगरिब

की नमाज को पढ़ा। उन्होंने रोजा खोला तो जामा मसजिद में मौजूद तमाम रोजेदार उन्हें खजूर और फल देने पहुँच गए। उन्होंने खजूरों के साथ इनसाफ करते हुए शाहजहाँबाद की हलचल पर गहरी नजर डाली। सब तरफ रमजान के महीने की रौनक दिखाई दे रही थी। ईद आने में भी अब गिनती के ही दिन बचे थे। वे जामा मसजिद से लाल किले को देख पा रहे थे। जामा मसजिद का सफर पूरा होने के बाद वापस जाते हुए लाल किले के आगे से गुजरे तो उन्हें बताया गया, इसके लिए 29 अप्रैल, 1639 की तिथि सच में खास है। उस दिन मुगल बादशाह शाहजहाँ ने लाल किले की बुनियाद रखने के आदेश कुछ हिंदू ज्योतिषियों और मुसलिम धर्मगुरुओं की सलाह के बाद दिए थे। ऑक्सफोर्ड यूनिवर्सिटी में इतिहास के विद्यार्थी रहे इमरान खान यह सब बड़े ध्यान से सुन रहे थे। काश, इमरान खान को भारत के बहुलतावादी समाज और संस्कृति की जानकारी होती तो वे अल्लाह को सिर्फ अपना ही नहीं बताते। इमरान खान तो मुसलमानों में भी अंतर करते हैं। वे कश्मीर के मुसलमानों के हक में बोलते हैं, पर उनकी जुबान बांग्लादेश में रह रहे बिहारी मुसलमानों के मसले पर पूरी तरह से सिल जाती है।

उन्हें पता ही होगा कि सिर्फ ढाका में ही आज भी एक लाख से अधिक बिहारी मुसलमान नारकीय जिंदगी गुजार रहे हैं। बिहारी मुसलमान देश के बँटवारे के वक्त मुसलमानों के लिए बने देश पाकिस्तान में चले गए थे। जब तक बांग्लादेश नहीं बना था, तब तक तो इन्हें कोई दिक्कत नहीं हुई। पर बांग्लादेश बनते ही बंगाली मुसलमान बिहारी मुसलमानों को अपना शत्रु मानने लगे। वजह यह थी कि ये बिहारी मुसलमान बांग्लादेश की आजादी के संघर्ष में पाकिस्तानी सेना का खुलकर साथ दे रहे थे, जब पाकिस्तानी फौज पूर्वी पाकिस्तान में बंगाली मुसलमानों पर जुल्म ढहा रही थी। ये नहीं चाहते थे कि पाकिस्तान बँटे। यह सारा दृश्य मैंने युद्ध संवाददाता की हैसियत से 1970-71 में स्वयं अपनी आँखों से देखा है। इन्होंने 1971 के मुक्ति युद्ध के समय मुक्ति वाहिनी के खिलाफ पाकिस्तानी सेना का खुलकर साथ दिया था। तब से ही इन्हें बांग्लादेश में नफरत की निगाह से देखा जाता है। ये बांग्लादेश में अभी भी करीब 8-10 लाख की संख्या में नारकीय जीवन बिता रहे हैं। ये पाकिस्तान जाना भी चाहते हैं, पर इमरान खान की सरकार इन्हें अपने देश में लेने को तैयार नहीं है। तो यह हाल है इमरान खान का। हालाँकि इमरान खान की एक कैबिनेट मंत्री डॉ. शिरीन मजारी ने एक ट्वीट में कहा, "भारतीयों की पीड़ा को देखना

दुःखदायी है, क्योंकि वे कोरोना वायरस और ऑक्सीजन की कमी से जूझ रहे हैं। हम सभी महामारी की घातक तीसरी लहर के बढ़ने पर इस संघर्ष में शामिल हैं। यह दुर्भाग्यपूर्ण है कि हममें से कई देशों ने मदद के बजाय सीमाएँ सील कर दी हैं।" यह मानना होगा कि पाकिस्तान की आम जनता ने इस घोर संकट काल में भारत के प्रति सहानुभूति का भाव ही रखा। पाकिस्तान के सोशल मीडिया में भारत को लेकर दुआएँ माँगी गईं। यही होना चाहिए। दरअसल मानवता से बड़ा कोई धर्म तो होता ही नहीं है।

□

आपदा में सियासत ठीक नहीं

कोरोना वायरस की मौजूदा नवीनतम लहर से देश हिल गया है। चारों तरफ हाहाकार की स्थिति पैदा हो गई है। कोरोना कहर बरपा रहा है। देश में लाखों लोग कोविड से पीड़ित होकर अपना और संबंधियों का जैसे-तैसे इलाज करवा रहे हैं। इन सबके बीच, कांग्रेस नेता राहुल गांधी देश में लॉकडाउन लगाने की बार-बार माँग कर रहे हैं। वे कह रहे हैं कि कोरोना संक्रमण की रफ्तार को रोकने का लॉकडाउन ही सिर्फ एक तरीका है, लेकिन उन्हें समझना होगा कि देश में लॉकडाउन के हालात तो बने ही हुए हैं। बाजार बंद हैं, दफ्तर बंद हैं, सड़कों पर सन्नाटा पसरा हुआ है। आप देश के किसी भी राजमार्ग से

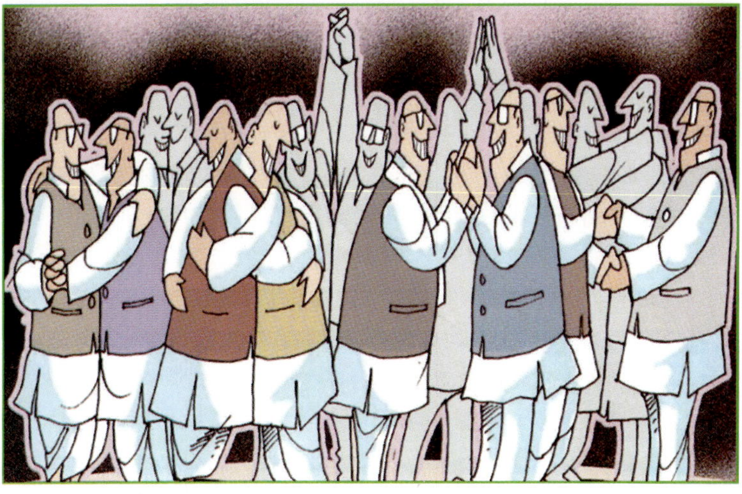

चले जाइए। आपको दूर-दूर तक खड़ी फसलों के आसपास एक भी इनसान तक दिखाई नहीं देता है। मतलब सारा देश घरों के भीतर दुबक सा गया है। अब सिर्फ घरों से निकल रहे हैं मेडिकल पेशे से जुड़े पेशेवर, बिजली, पानी, बैंकों के कर्मी। पुलिस और सुरक्षा एजेंसियों के जवान भी सड़कों पर हैं। वे रोज 15-15 घंटे ड्यूटी भी कर रहे हैं। उनका साथ दे रहे हैं सुरक्षा एजेंसियों के उत्साही जवान। सार्वजनिक परिवहन के मुलाजिम भी दिन-रात काम कर रहे हैं। मतलब बसों, रेलों और एयरलाइनों के पेशेवर। अब जरा राहुल गांधी बता दें कि क्या वे इन आपातकालीन सेवाओं को भी लॉकडाउन में बंद करवाना चाहते हैं? क्या रोज सड़कों और घरों की सफाई करने वाले सफाई योद्धा भी घरों में बैठ जाएँ? क्या सब्जी बेचने वाले सब्जी बेचना बंद कर दें? क्या बाजारों में कैमिस्ट दवाइयाँ देना बंद कर दें?

राहुल गांधी ने अपने ट्वीट में लिखा, "सरकार समझ नहीं रही है। कोरोना के प्रसार को रोकने का एकमात्र उपाय अब संपूर्ण लॉकडाउन ही है। इस दौरान, समाज के कमजोर तबके के लिए न्याय की सुरक्षा दी जाए। भारत सरकार की निष्क्रियता कई निर्दोष लोगों की जान ले रही है।"

राहुल गांधी की भावनाओं पर कोई सवाल नहीं खड़े कर रहा है। वे विपक्ष के शिखर के नेता तो बने ही हुए हैं। वे जब बोलते हैं किसी विषय पर तो देश भर में सुना जाता है, पर उनसे इतनी तो उम्मीद देश करता ही है कि वे जब कोई बात कहें तो उसे विस्तार से स्पष्ट भी करें। वे बताएँ कि वे कौन से लॉकडाउन की बात कर रहे हैं? उनके दिमाग में लॉकडाउन को लेकर किस तरह की तसवीर है? वे किस तरह का लॉकडा उन चाह रहे हैं? उसे वे पहले अपने कांग्रेस शासित प्रदेशों जैसे पंजाब, महाराष्ट्र या छत्तीसगढ़ में क्यों लागू नहीं करते? महाराष्ट्र में भी सरकार कांग्रेस की है। वे वहाँ पर अपने मन का लॉकडाउन लगवा लें। वहीं कोरोना का प्रकोप भी सबसे ज्यादा है। जाहिर है कि यदि उनके हिसाब से लॉकडाउन करने से कोरोना की चेन को तोड़ा जा सकता है तो उनकी राय पर केंद्र तथा सब सरकारें अमल करेंगी। क्यों नहीं करेंगी? स्वास्थ्य तो वैसे भी राज्य का विषय ही है। राज्य सरकारें पहल करें।

कांग्रेस शासित पंजाब में भी लॉकडाउन तो लगा ही दिया गया है। राज्य में अब 15 मई तक मिनी लॉकडाउन रहेगा। इस दौरान राज्य में सिर्फ जरूरी दुकानें ही खुली रहेंगी। गैर-जरूरी दुकानें राज्य में पूर्णरूप से बंद रहेंगी। यह फैसला कोविड के बढ़ते मामलों के कारण ही तो लिया गया है। मिनी लॉकडाउन में राज्य में कई नई पाबंदियाँ भी लगा दी गई हैं। बैंक व सरकारी दफ्तर भी 50 फीसदी क्षमता के साथ ही खुल सकेंगे। अब छत्तीसगढ़ का हाल भी सुन लें। वहाँ पर कोरोना वायरस संक्रमण के बढ़ते मामलों

को देखते हुए राज्य सरकार ने कलेक्टरों को कुछ छूट के साथ लॉकडाउन की अवधि इस महीने की 15 तारीख तक बढ़ाने की अनुमति दे दी है। राज्य के सभी 28 जिलों में इस महीने की 15 तारीख तक लॉकडाउन जारी रखने की अनुमति दी गई है। लॉकडाउन के दौरान सभी जिलों में कृषि क्षेत्र, बीज, उर्वरक, कीटनाशक, कृषि यंत्रों की दुकानों और उनकी मरम्मत के लिए दुकानें खुलेंगी और उर्वरक ट्रकों को भी इससे छूट दी गई है। मोहल्लों में किराना दुकानों को खुलने की अनुमति है, लेकिन मॉल और सुपर मार्केट बंद रहेंगे। बैंक और डाकघर 50 फीसदी कर्मचारियों के साथ खुलेंगे। ए.सी., पंखे, कूलर की होम डिलीवरी की अनुमति रहेगी। पोल्ट्री, मांस, अंडा, दूध, डेयरी और डेयरी उत्पादों की दुकानें, फल, सब्जी और आटा चक्की को खोलने की अनुमति है।

राहुल गांधी की पार्टी की जहाँ पर सरकारें हैं, वहाँ पर इस तरह से लॉकडाउन लगा है ? पर वे पूरे देश में लॉकडाउन की माँग कर रहे हैं। साफ है कि वे खुद ही इस बिंदु पर अपनी कोई साफ राय नहीं रखते। पर राहुल गांधी यह मत भूलें कि पिछले साल लॉकडाउन लगाने के कितने भयानक परिणाम सामने आए थे। तब सैकड़ों प्रवासी मजदूरों के हादसों में शिकार होने की खबरें मिली थीं। अपने ही देश में प्रवासी मजदूरों की दुर्दशा से हरेक संवेदनशील भारतीय दु:खी था। जैसा कि राहुल गांधी चाहते हैं, महामारी के इस समय में गरीबों को भोजन की समस्या से दो-चार न होना पड़े, इसके लिए केंद्र सरकार ने जरूरी कदम उठाया है। मोदी सरकार ने गरीबों को मुफ्त में राशन मुहैया करवाने का ऐलान किया है।

प्रधानमंत्री गरीब कल्याण अन्न योजना के तहत केंद्र सरकार गरीबों को मई और जून 2021 के महीने में मुफ्त में राशन मुहैया करवाएगी। इस योजना के तहत दो महीनों में प्रति व्यक्ति पाँच किलो राशन दिया जाएगा। मुफ्त में राशन मिलने से तकरीबन 80 करोड़ लोगों को फायदा मिलेगा। सरकार ने पिछले साल भी कोरोना की लड़ाई से निपटने के दौरान गरीबों को मुफ्त में राशन मुहैया करवाया था। गरीबों के लिए प्रधानमंत्री नरेंद्र मोदी के कमिटमेंट को देखते हुए भारत सरकार ने 80 करोड़ लाभार्थियों को मुफ्त में राशन सामग्री मुहैया कराने का फैसला लिया है।

राहुल गांधी से देश इस भीषण काल में थोड़ी गंभीरता और समझदारी की उम्मीद करता है। सरकार को कोसने के लिए वैसे तो वे स्वतंत्र हैं। उन्हें सरकार को सलाह देने का भी अधिकार है। पर वे यह सब थोड़ा सोच-समझकर करें तो उनका देश भी एहसान मानेगा और गंभीरता से लेगा।

□

कोरोना और केजरीवाल

अरविंद केजरीवाल को नकारात्मक कारणों से खबरों में रहना पसंद है या नहीं, पर वे अकारण अपने लिए बड़े विवाद खड़े कर लेते हैं। अब ताजा मामले को ही लें। वे भारत सरकार से कह रहे थे कि सिंगापुर में कोरोना का नया वैरिएंट आया है और वह बच्चों के लिए खतरनाक है, इसलिए वहाँ से हवाई सेवा बंद कर देनी चाहिए। उन्होंने इस बाबत एक ट्वीट किया था, पर उनके किसी सलाहकार ने उन्हें यह बताने की जरूरत महसूस नहीं की कि भारत पिछले माह से सिंगापुर से आने वाली उड़ानों पर रोक लगा चुका है।

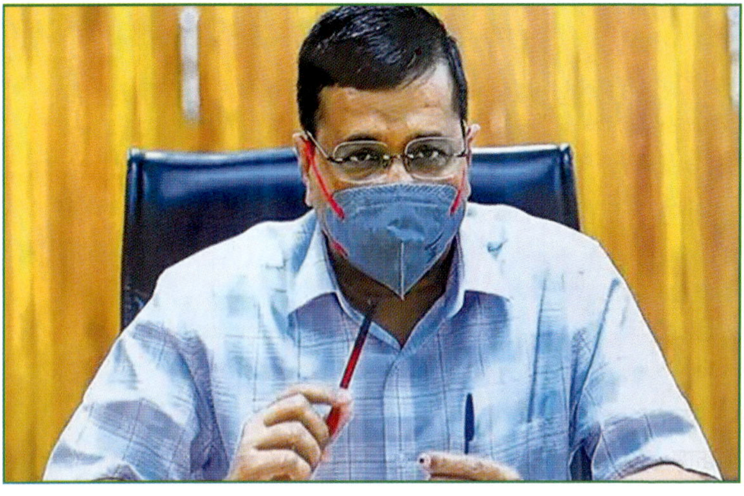

दूसरी बात यह है कि भारत किसी देश से अपनी हवाई सेवाएँ जारी रखे या न रखे, यह विषय उनके अधिकार क्षेत्र में तो नहीं आता। अरविंद केजरीवाल को कोविड वैरिएंट और सिविल एविएशन नीति पर बोलने का अधिकार भी नहीं है। वे कब से कोविड विशेषज्ञ डॉक्टर या वैज्ञानिक बन गए? इस समय उनका काम तो मुख्यमंत्री के नाते अपने छोटे से राज्य दिल्ली में कोरोना के मामलों को खत्म करने का है। वे देखें कि दिल्ली से कोरोना वायरस की चेन कैसे खत्म हो। पर वे अपना काम करने के बजाय दूसरे चक्करों में उलझे हुए हैं। केजरीवाल या किसी भी मुख्यमंत्री को विदेश नीति से कोई लेना-देना नहीं है। वे भूल गए कि उनके एक बयान से मित्र देश सिंगापुर के भारत से संबंधों में तल्खी आ सकती है। उन्हें मालूम नहीं कि सिंगापुर और भारत कोविड-19 की लड़ाई में मजबूत साझेदार हैं। भारत सिंगापुर के लॉजिस्टिक हब और ऑक्सीजन आपूर्तिकर्ता के रूप में उसकी भूमिका की सराहना करता है। भारत की मदद के लिए सिंगापुर ने सैन्य एयरक्राफ्ट भेजे और इससे पता चलता है कि हमारा संबंध कितना खास है।

अरविंद केजरीवालजी जरा यह भी याद रखें कि उनकी गैर-जिम्मेदाराना बयानबाजी से दोनों देशों के संबंधों पर आँच आ सकती है। यह समय है कोरोना को मात देने का। बेहतर होगा कि हम अपने-अपने देशों में कोरोना संकट को सँभालें और एक-दूसरे की मदद करें। जब तक हर कोई सुरक्षित नहीं होगा, तब तक कोई भी सुरक्षित नहीं रहेगा। यही खतरा कोरोना ने विश्व के समक्ष उपस्थित कर रखा है।

सबसे बुरी बात तो यह है कि केजरीवाल जैसे राजनेता तथ्यों को बिना जाने-समझे ही कुछ भी बोलते रहते हैं। उन्हें पता होना चाहिए कि कोई सिंगापुर में वैरिएंट है ही नहीं। अब इस मामले को खत्म करने के बजाय दिल्ली के उप-मुख्यमंत्री मनीष सिसोदिया आग में घी डालने का काम कर रहे हैं। वे कह रहे हैं कि केंद्र सरकार को सिंगापुर की चिंता है, जबकि अरविंद केजरीवाल को बच्चों की चिंता है, यानी सस्ती लोकप्रियता के लिए कुछ भी बोला जा रहा है।

भारत सरकार को ज्ञान देने वाले अरविंद केजरीवाल जरा यह भी तो बता दें कि उनके दस साल के कार्यकाल में दिल्ली में कितने अस्पताल बने? अगर बने होते तो आज दिल्ली में कोरोना के कारण त्राहि-त्राहि नहीं मचती। वे क्यों नहीं बताते कि कोरोना संकट के मौजूदा दौर में उनके मोहल्ला क्लीनिक किस तरह से काम कर रहे हैं? वे बताएँ कि दिल्ली सरकार को महिलाओं को डी.टी.सी. बसों में मुफ्त सफर करवाने के कारण हर रोज और हर साल कितना धन व्यय करना पड़ रहा है? काश, वे महिलाओं को मुफ्त बस सफर करवाने के बजाय राजधानी में कुछ

स्तरीय अस्पताल ही खुलवा देते। क्या महिलाओं ने उनसे डी.टी.सी. में मुफ्त सफर की कभी कोई माँग भी की थी? क्या दिल्ली की सभी महिलाओं की माली हालत इतनी खराब है कि वे बसों में सफर करने का किराया भी देने की स्थिति में नहीं हैं?

केजरीवालजी शुरू से ही एक अराजकतावादी किस्म के इनसान रहे हैं। उन्हें लगता है कि किसी राज्य की सरकार को उसी तरह से चलाया जा सकता है, जैसे किसी एन.जी.ओ. को चलाया जाता है। पहले तो केजरीवाल अपने हरेक राजनीतिक विरोधी पर मिथ्या आरोप लगा देते थे। उन्होंने कपिल सिब्बल, अरुण जेटली से लेकर अकाली दल नेता बिक्रम सिंह मजीठिया पर आधारहीन आरोप लगाने के बाद कोर्ट में बेशर्मीपूर्वक माफी भी माँगी। केजरीवाल ने मजीठिया पर नशे के कारोबारियों से संबंध रखने के आरोप लगाए थे, पर बाद में जब वे फँसने लगे तो उन्होंने माफी माँग ली।

अरविंद केजरीवाल नाटक करने में माहिर हैं। वे मूल सवालों से ध्यान भटकाने में भी माहिर हैं। उन्होंने वास्तव में भारतीय राजनीति को पतित कर दिया है। वे रामलीला मैदान में देश के तिरंगे का इस्तेमाल अपने राजनीतिक स्वार्थ के लिए करते थे। वे करप्शन से लड़ने का दावा करते थे। पर करप्शन के खिलाफ की गई नोटबंदी का वे विरोध कर रहे थे।

केजरीवाल बिना-सोचे समझे अपनी योजनाएँ दिल्ली में लागू करके जनता को परेशान करते रहे हैं। उन्होंने राजधानी में बढ़ते प्रदूषण के मद्देनजर ऑड-ईवन स्कीम को लागू किया था। उनकी ऑड-ईवन स्कीम ने जनता की परेशानियों को कितना बढ़ा दिया था। जब भी ऑड-ईवन स्कीम को लागू किया गया, तब ही दिल्ली में जिंदगी पंगु हो जाया करती थी।

अरविंद केजरीवाल को चाहिए कि वे अपने पूर्ववर्ती मुख्यमंत्रियों शीला दीक्षित और मदनलाल खुराना से भी कुछ सीखें। उनके पूर्ववर्ती दिल्ली के चौतरफा विकास में लगे रहते थे। वे अपनी उपलब्धियों का गुणगान नहीं करते थे। शीलाजी जब दिल्ली की मुख्यमंत्री थीं, तब अटल बिहारी वाजपेयीजी देश के प्रधानमंत्री थे। दोनों के बीच बेहद सौहार्दपूर्ण संबंध रहे। इसलिए दिल्ली का चौतरफा विकास भी होता रहा। पर केजरीवाल सिर्फ लड़ते-झगड़ते रहते हैं। उन्हें सिर्फ केंद्र सरकार से शिकायतें ही रहती हैं।

दिल्ली में आम आदमी पार्टी (आप) की सरकार से पहले कांग्रेस और भाजपा की सरकारें सत्ता में रही हैं। तब यहाँ कभी अराजकता और अव्यवस्था नहीं देखी गई। सबकुछ कायदे से होता रहा, लेकिन अरविंद केजरीवाल के मुख्यमंत्री बनते

ही यहाँ प्रधानमंत्री, उपराज्यपाल से लेकर मुख्य सचिव सभी उनके निशाने पर आने लगे। वे पहले उपराज्यपाल नजीब जंग को कोसते थे और फिर अनिल बैजल को बुरा-भला कहने लगे। आखिर दिल्ली कहाँ जा रही है? केजरीवाल अब विदेश मंत्रालय के कार्यक्षेत्र में भी दखल देने लगे। आखिर वे देश को क्या संदेश दे रहे हैं? क्या वे कभी सुधरेंगे?

□

कोरोनाकाल में चुनाव की चुनौती

कोरोनाकाल के बाद पहले चुनाव तो बिहार विधानसभा के लिए नवंबर-दिसंबर 2020 में ही हुए थे। उन चुनावों को आयोजित करने के बाद चुनाव आयोग ने अपनी पीठ भी थपथपाई थी। उसके बाद देश ने पश्चिम बंगाल विधानसभा के चुनाव भी देख लिये। वहाँ आठ चरणों में हुए चुनाव मार्च-अप्रैल 2021 में हुए थे। तब कोरोना की दूसरी लहर से देश जूझ रहा था। अब चुनाव आयोग ने पाँच राज्यों गोवा, उत्तर प्रदेश, पंजाब, मणिपुर और उत्तराखंड विधानसभा चुनावों के कार्यक्रम की घोषणा भी कर दी है। इन चुनावों के बाद देश को 690 नए विधायक और लगभग बीस नए राज्यसभा सदस्य मिलेंगे।

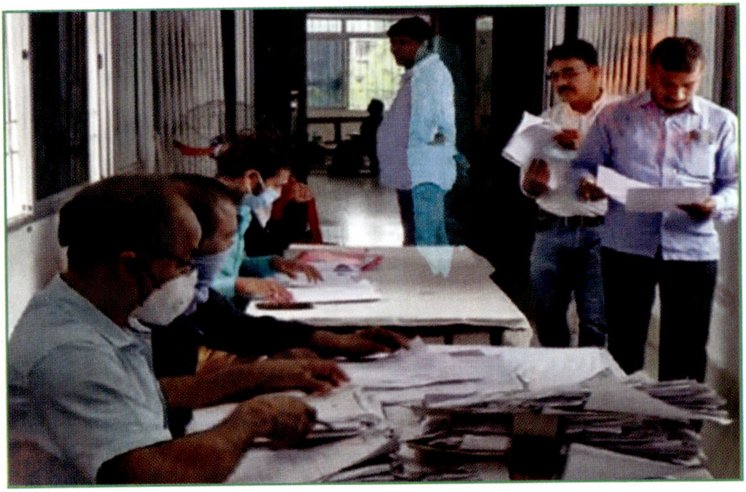

इन विधानसभा चुनावों की प्रक्रिया में लगभग दो महीने का वक्त लगेगा। इसमें 18.5 करोड़ के आसपास मतदाता अपने मताधिकार का प्रयोग करेंगे। कुल मिलाकर बड़े स्तर पर होंगे ये विधानसभा चुनाव।

हालाँकि आशंका थी कि कोरोना की तीसरी लहर के चलते चुनाव प्रक्रिया शायद टल जाएगी, पर हालात का सघन जायजा लेने के बाद चुनाव आयोग इस नतीजे पर पहुँचा है कि चुनाव संपन्न कराए जाएँगे। वैसे भी चुनाव टालना इतना आसान भी नहीं है। आचार संहिता लागू होते ही विभिन्न जिलों में प्रशासन ने विधानसभा क्षेत्र स्तर तक पोस्टर और होर्डिंग्स हटवाने का काम तेज कर दिया है। अब राजनीतिक पार्टियों के लिए कोरोना संक्रमण के बीच हर दरवाजे तक पहुँचना एक बड़ी चुनौती होगी। पंचायत, नगर निगम और विधानसभा चुनावों में तो उम्मीदवार लगभग घर-घर जाते रहे हैं। अब विधानसभा क्षेत्र में यह उम्मीद करना सही नहीं होगा। जब वैश्विक महामारी खत्म होने का नाम ही नहीं ले रही है तो चुनावों का चेहरा-मोहरा तो बदलेगा ही।

अब तो चुनाव इस तरह से कराना होगा, ताकि महामारी का असर न के बराबर ही हो। यह जिम्मेदारी सिर्फ चुनाव आयोग की नहीं है कि वह चुनावों को सफलतापूर्वक तरीके से संपन्न करवा ले। इसके लिए राजनीतिक दलों के नेताओं से लेकर कार्यकर्ताओं को भी सक्रिय होना होगा। मतदाताओं को भी लोकतंत्र के पर्व को संपन्न करवाने की बाबत मतदान की आहुति तो देनी ही होगी। खैर, सबको पता है कि चुनाव कार्यक्रम की घोषणा के साथ ही आदर्श चुनाव आचार संहिता भी लागू हो गई है। कोरोना की तीसरी लहर के डर और भय के बीच दो बातों से संतोष हो सकता है। पहला, जिन राज्यों में चुनाव हो रहा है, वहाँ पर लगभग सबको कोरोना का कम-से-कम एक टीका लग चुका है। यह स्थिति तब नहीं थी, जब बिहार या पश्चिम बंगाल में चुनाव हुए थे। पंजाब में टीकाकरण की रफ्तार धीमी अवश्य रही है। सबको पता है कि कोरोना से बचने का एकमात्र तरीका यही है कि इसका टीका जल्द लगवा लिया जाए। मास्क पहनना और सोशल डिस्टेंसिंग तो हैं ही। दूसरी बात यह है कि इन चुनावों में सभी राजनीतिक दलों को अपने मतदाताओं के पास आभासी दुनिया के मार्फत भी पहुँचना होगा। वे वर्चुअल रैलियों पर ही ज्यादा जोर देंगे। इस तरह से भीड़ से बचा जा सकेगा। भारतीय जनता पार्टी इंटरनेट के विभिन्न माध्यमों पर काफी सशक्त है। ट्विटर, यू-ट्यूब, फेसबुक, इंस्टाग्राम पर उसके फॉलोवरों की संख्या बहुत बड़ी है, जो लगातार बढ़ रही है। व्हाट्सएप ग्रुपों का भी उसका व्यापक संजाल है। ऐसे में वह जब चाहे वर्चुअल मोड में सभा कर सकती

है। बाकी दल भी सोशल मीडिया के महत्त्व को समझते हैं। चूँकि चुनाव लड़ने के लिए 40 लाख खर्च की सीमा तय हो चुकी है, ऐसे में विभिन्न पार्टियों के प्रत्याशियों को बहुत सोच-समझकर ही काम करना पड़ेगा, क्योंकि इस तकनीकी के युग में एक-एक पैसे का हिसाब रखना चुनाव आयोग के लिए मुश्किल काम नहीं है। हालाँकि सभी राजनीतिक पार्टियाँ दागी नेताओं से दूरी बनाने की बात तो कह रही हैं, लेकिन हर पार्टी को जिताऊ प्रत्याशी की भी जरूरत है।

भारतीय जनता पार्टी उत्तर प्रदेश समेत सभी चार अन्य सूबों में किला फतेह करने की हरचंद कोशिश कर रही है। वह इस बाबत कसकर मेहनत भी कर रही है। फिलहाल वह अन्य दलों से मैदान में आगे नजर आ रही है। भाजपा ने विपक्ष के हाथ से लगभग सारे मुद्दे छीन लिये हैं। विभिन्न पार्टियों की चुनावी घोषणाओं के अलावा समग्रता में बात करें तो भाजपा जीवन को प्रभावित करने वाले लगभग सभी क्षेत्रों में कदम बढ़ा रही है। चाहे वह क्षेत्रीय समस्याओं के समाधान की बात हो अथवा विभिन्न जातियों, वर्गों को अपने पक्ष में करने की या फिर धार्मिक भावना को भुनाने की। पार्टी के तमाम बड़े नेता इस समय फील्ड में ही नजर आ रहे हैं। समाजवादी पार्टी सिर्फ उत्तर प्रदेश में सीमित है। कांग्रेस उत्तर प्रदेश में चौथे नंबर की पार्टी बनने के लिए ही लड़ रही है। उसके लिए देश के इतने खास राज्य में अब कोई सम्मानजनक स्थान नहीं बचा है। हालाँकि गांधी परिवार अपने को उत्तर प्रदेश वाला ही बताता है। आम आदमी पार्टी (आप) पंजाब और उत्तराखंड में नजर आ रही है। वह भी उत्तर प्रदेश में कहीं नहीं है। तो बहुत साफ है कि देश की सबसे बड़ी पार्टी भाजपा सभी पाँच राज्यों में अपनी सरकार बनाने की कोशिश में जुटेगी। हालाँकि विभिन्न दल उसे चुनौती तो देंगे ही, खासकर उत्तर प्रदेश में समाजवादी तथा उत्तराखंड और पंजाब में कांग्रेस और आप।

आगामी विधानसभा चुनाव में सारे देश को पंजाब के हालातों पर नजर रखनी होगी। वहाँ पर लगातार स्थितियाँ प्रतिकूल बनी हुई हैं। किसान आंदोलन की आड़ में देश-विरोधी तत्त्व खुलकर सामने आ रहे हैं। इन्हें पाकिस्तान में बैठे अपने आकाओं से हरसंभव खाद-पानी भी मिलता है। वहाँ पर कांग्रेस की सरकार है, लेकिन कांग्रेस के भीतर टूट और क्लेश जारी है। भाजपा विरोधी शक्तियाँ भी सक्रिय हैं। भाजपा नेताओं को रैलियाँ निकालने में अवरोध झेलने पड़ रहे हैं। पंजाब के नए पुलिस महानिदेशक और चुनाव आयोग को वहाँ पर निष्पक्ष चुनाव कराने होंगे। पंजाब देश का सीमावर्ती राज्य है। उसे राम भरोसे नहीं छोड़ा जा सकता। वहाँ पर हाल ही में प्रधानमंत्री नरेंद्र मोदी के काफिले को भी षड्यंत्रपूर्वक रोका गया था।

यह सारे देश ने देखा था। देश की चाहत है कि पंजाब विधानसभा चुनाव के दौरान मतदाता देश–विरोधी ताकतों को खारिज कर देंगे। सारे देश की यह भी कामना है कि पाँच राज्यों के चुनावों के दौरान कोरोना का असर सामने न आए। उम्मीद भी है कि कोरोना के व्यापक स्तर पर हुए टीकाकरण के चलते देश अपने लोकतांत्रिक पर्व को सही से मना लेगा।

□

कोरोना को फिर कैसे दें मात

कोरोना की दूसरी लहर के बाद जिंदगी पटरी पर लौटने लगी थी। लग रहा था कि दुनिया ने कोरोना को पीछे छोड़ दिया है, पर कोरोना ने तो एक बार फिर से अपना असर दिखाना चालू कर दिया है। चीन से आने वाली खबरों से सारी दुनिया सहम सी गई है। भारत का चिंतित होना तो लाजिमी है ही, क्योंकि चीन हमारा पड़ोसी देश है। स्थिति विकट है। चीन में कोरोना कहर ढा रहा है। अस्पतालों में मरीजों की संख्या बढ़ती ही चली जा रही है। खबरें यह भी हैं कि वहाँ पर रोगियों को अस्पतालों में बेड नहीं मिल पा रहे हैं। हालाँकि फिलहाल भारत में जानकारों का कहना है कि अपने देश में व्यापक वैक्सीनेशन के

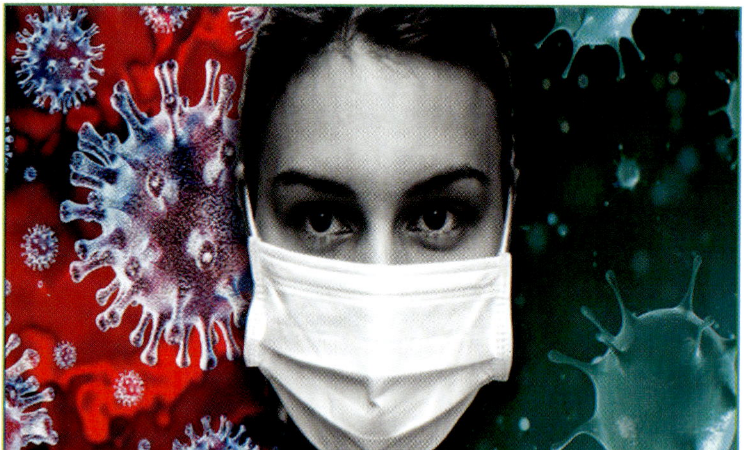

चलते भारत वर्ष में कोरोना पूरी तरह कंट्रोल में है। इसलिए चिंता करने की कोई बात नहीं है। यानी फिलहाल चीन में भी कोरोना की स्थिति को लेकर घबराने की कोई जरूरत नहीं है, लेकिन चीन की स्थिति पर तो लगातार नजर बनाए रखने की जरूरत है।

भारत में कोरोना के कम मामलों की एक वजह यह भी है कि यहाँ ओमिक्रोन के सब वेरिएंट फैल नहीं रहे हैं। भारत अपने पाँच चरण वाले कोविड उपाय "टेस्ट-ट्रैक-ट्रीट-टीकाकरण और कोविड-उपयुक्त व्यवहार" के पालन से कोरोना वायरस के संक्रमण के विस्तार को रोकने में सफल रहा है। पर चीन, जापान, ब्राजील, दक्षिण कोरिया और अमेरिका में कोरोना के तेजी से बढ़ते मामले को देखते हुए भारत को भी पॉजिटिव केस की जीनोम सीक्वेंसिंग करनी ही होगी, ताकि वेरिएंट को ट्रैक किया जा सके।

भारत को एयरपोर्ट पर सर्विलांस को बढ़ाने की जरूरत है, खासतौर पर उन लोगों की पहचान जरूरी है, जो विदेशों से लौट रहे हैं और उनमें कोरोना जैसे लक्षण हैं। विशेषज्ञ यह मानते हैं कि दुनिया भर में करीब 75 प्रकार के सब वेरिएंट्स घूम रहे हैं। संयोग से भारत में सभी वेरिएंट्स की पहचान हुई है, लेकिन किसी ने भी कोरोना मामलों की रफ्तार नहीं बढ़ाई। आगे भी हालात इसी तरह रहने की उम्मीद है, इसलिए तत्काल घबराने की कोई खास जरूरत नहीं है।

पर चीन में मरीजों को फर्श पर लिटाकर इलाज किया जा रहा है। डॉक्टर्स और नर्सिंग स्टाफ की भी भारी कमी है। दवा और ऑक्सीजन का संकट भी है। फिलहाल, भारत सरकार चीन के हालात पर पैनी नजर रख रही है। अभी यह कहना मुश्किल है कि भारत सरकार तथा राज्य सरकारें चीन की स्थिति को देखते हुए किस तरह के कदम उठाएँगी या उठा सकती हैं। हाँ, कोरोना की पहले आई दो लहरों ने हिंदुस्तानियों का जीवन तो बहुत हद तक बदल ही दिया है। अब सड़कों पर पहले वाला सा ट्रैफिक जाम नहीं होता, जैसा कि कोरोनाकाल से पहले हुआ करता था। कोरोना का असर खत्म होने पर भी हजारों-लाखों पेशेवर तथा कारोबारी अपने घरों से ही काम कर रहे हैं। यानी वर्क फ्रॉम होम कल्चर अपनी गहरी जड़ें जमा चुका है। लाखों आई.टी. सेक्टर के पेशेवर कोरोनाकाल से ही वर्क फ्रॉम होम कर रहे हैं। ये बीच-बीच में दफ्तर भी चल जाते हैं। नई टेक्नोलॉजी यह सुविधा देती है कि आप घर बैठकर अपने दफ्तर के साथियों के साथ तालमेल करके काम कर लें। इसी तरह नेट बैंकिंग ने अब ग्राहकों को बैंक में जाने के झंझट से काफी हद तक राहत दे दी है। नेट बैंकिंग के माध्यम से पेमेंट दी-ली जा सकती है। आप अपनी एफ.डी.

बनवा सकते हैं या उसे कैश करवा सकते है। हालाँकि अब भी कुछ लोगों को बैंक जाने का शौक रहता है। वे अपने को बदलने के लिए तैयार नहीं है।

वर्क फ्रॉम होम ने लाखों लोगों को सुबह दफ्तर जाने के झंझट से मुक्ति दिलवा दी है। महानगरों और बड़े शहरों में रहने वाले लोगों को पता है कि उन्हें दफ्तर तक जाने का लंबा सफर पूरा करने में कितना कष्ट होता है। अब ये पेशेवर अपने घरों से ही पूरा काम कर लेते हैं। हालाँकि ये घरों में रहकर ज्यादा घंटे भी काम करते हैं। वर्क फ्रॉम होम करने वालों का किराया भी बचता है, पर अब उनका बिजली का खर्चा कुछ बढ़ गया है।

इस बीच, भारत सरकार पर यह दबाव रहेगा कि वह चीन में तेजी से बढ़ते संक्रमण के चलते वह चीन पर पूरी तरह ट्रैवल बैन लगाए। फिल्म प्रोड्यूसर तनुज गर्ग ने एक वीडियो ट्वीट करते हुए लिखा है, "मेरी बेचैनी बढ़ती जा रही है। चीन में कोरोना का सैलाब आया है और एक नए वैरिएंट का खतरा है। अगर हमने अपने देश में एंट्री प्रोटोकॉल को सख्त नहीं किया तो वो दिन दूर नहीं जब देश में फिर लॉकडाउन लग जाएगा।"

बहरहाल, चीन की भयानक स्थिति को देखते हुए मास्क पहनना शुरू कर देना चाहिए। इसमें देरी नहीं करनी चाहिए। कोरोना को दूर रखने में मास्क सबसे कारगर हथियार है। दुर्भाग्यवश कई लोग मास्क को गलत तरीके से पहनते हैं, जिससे संक्रमण को न्यौता मिलता है। मास्क कोरोना वायरस को रोकने में कितना सक्षम है, यह जानना जरूरी है। जरूरी यह भी है कि मास्क पूरी तरह फिट हो और अगर कपड़े का मास्क पहन रहे हैं तो डबल मास्क पहनने की जरूरत है। डॉक्टरों का कहना है कि आप तीन लेयर वाला मास्क पहन सकते हैं, जो ज्यादा सुरक्षित है। यह ही सर्वोत्तम होता है। थ्री लेयर मास्क से हवा में मौजूद बड़े पॉल्यूशन के कण भी हमारे अंदर नहीं पहुँच पाते। कॉटन के कपड़े का मास्क लगाने में वैसे तो काफी आरामदायक होते हैं, लेकिन ये मास्क तीन लेयर वाला होना चाहिए। इसे धोकर इस्तेमाल कर सकते हैं।

सीधी सी बात यह है कि अब हमें फिर से एहतियात बरतना होगा। यह जो लग रहा था कि कोरोना अब इतिहास के पन्नों में दफन हो रहा है, वह सोच गलत ही साबित हुई। अब फिर से सोशल डिस्टेंसिंग करनी होगी और हाथों को धोते रहना होगा। अभी तक तो सरकार की तरफ से किसी तरह के निर्देश नहीं आए हैं, पर हमें पहले से ही अपने को तैयार कर लेना चाहिए। विलंब करने से कुछ मिलने वाला नहीं है। भीड़भाड़ वाले इलाकों में जाने से भी बचना ही होगा।

□

कोरोना और सार्क देश

कहते ही हैं कि कष्ट और संकट में पड़ोसियों को एक-दूसरे के साथ खड़ा हो ही जाना चाहिए। कोरोना के बहाने साउथ एशियन एसोसिएशन फॉर रीजनल को-ऑपरेशन (सार्क) के सदस्य देश भारत, पाकिस्तान, बांग्लादेश, श्रीलंका, नेपाल, भूटान और मालदीव साथ-साथ तो आ गए हैं।

कोरोना की चुनौती का मुकाबला करने के लिए अब सभी सार्क देश मिल-जुलकर एक एक्शन प्लान बनाने जा रहे हैं। अच्छी बात यह है कि यह पहल भारत के प्रधानमंत्री नरेंद्र मोदी ने ही की है। इसका सार्क के सभी देशों ने स्वागत भी किया। वे भारत के साथ इसलिए खड़ा होना चाहते हैं, क्योंकि कोरोना वायरस से लड़ने के

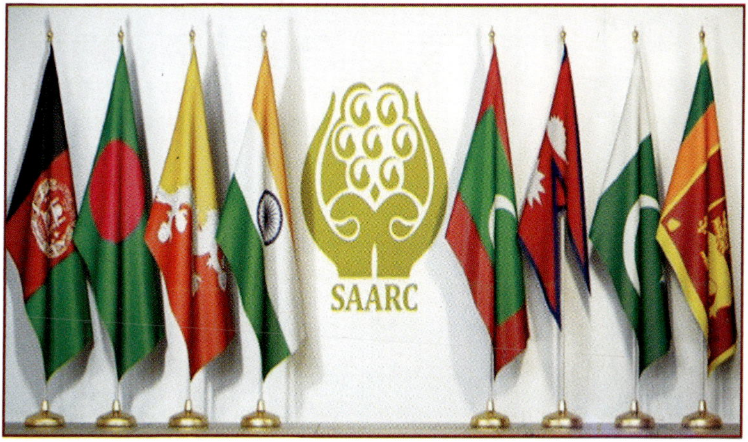

लिए भारत सरकार ने अभूतपूर्व कदम उठाकर पूरे विश्व के समक्ष यह सिद्ध कर दिया है कि देश इससे लड़ने को पूरी तरह से तैयार है। हाँ, सरकार ने जनता को आगाह जरूर किया है कि सभी प्रकार की एहतियाती सावधानी बरतें और अगर बेहद जरूरी न हो तो कोरोना प्रभावित देशों की यात्रा से सख्त परहेज करें। कोरोना वायरस को लेकर घबराने की कतई जरूरत नहीं है। सावधानी बरतने की जरूरत है। जब चीन में फैले कोरोना वायरस को लेकर विश्व स्वास्थ्य संगठन ने ग्लोबल इमरजेंसी घोषित की, उससे पहले ही भारत अलर्ट मोड पर आ गया था। केंद्र और राज्य सरकारें मिलकर कोरोना वायरस से दिन-रात लड़ रही हैं। हर अस्पताल की चौबीसों घंटे मॉनिटरिंग की जा रही है। देश के हवाई अड्डों पर यात्रियों की स्क्रीनिंग चौबीसों घंटे जारी है।

जाहिर है कि कोरोना के खतरों से भारत जिस तरह से लड़ रहा है, उसे सार्क देश गौर से देख रहे हैं। उन्हें भरोसा है कि वे भारत के नेतृत्व में सुरक्षित हैं। जिस दिन पहला केस नेपाल में सामने आया था, तभी यू.पी. और उत्तराखंड, बिहार, सिक्किम और नेपाल सीमा से सटी जगहों पर 10 लाख से ज्यादा लोगों की स्क्रीनिंग हो चुकी थी। कोरोना वायरस को लेकर ग्रामसभाओं में भी जागरूकता अभियान भारत सरकार ने चलाया है। देश के अंदर 15 बड़े लैब स्थापित किए गए हैं, जिन्हें बढ़ाकर 19 किया जा रहा है।

यद्यपि पूरी दुनिया के देश अपने पड़ोसियों के साथ परस्पर सहयोग के महत्त्व को समझ रहे थे, पर इस मोरचे पर दक्षिण एशियाई देश सुधरते नजर नहीं आ रहे थे। बहरहाल, कोरोना ने इन्हें एक साथ खड़े होने का अवसर दे दिया है। अभी तक सार्क देशों में इस निराशाजनक स्थिति के लिए अकेला पाकिस्तान मुख्य रूप से दोषी रहा है। पाकिस्तान की आतंकवाद को खाद-पानी देने की नीति के कारण ही उससे भारत, ईरान और अफगानिस्तान नाराज बने रहते हैं।

बहरहाल, पाकिस्तान ने प्रधानमंत्री मोदी के प्रस्ताव पर सकारात्मक प्रतिक्रिया देकर एक बेहतर संदेश तो दिया ही है। भारत ने इसके लिए एक फंड बनाकर दस मिलियन अमरीकी डॉलर भी उसमें अपनी तरफ से दान कर दिया। सभी सार्क देशों ने माना कि घातक कोरोना वायरस के कारण उत्पन्न खतरे को कम करने के लिए समन्वित प्रयासों की जरूरत है। बहरहाल, सार्क देशों को कोरोना से मिलकर लड़ने के क्रम में सबसे पहले देश की जनता को इस बीमारी से बचने के बारे में जागरूक करना होगा, क्योंकि अभी तो इससे बचाव में ही भलाई है। अब भारत, पाकिस्तान, बांग्लादेश, श्रीलंका, नेपाल, भूटान और मालदीव को अपने यहाँ सरकारी अस्पतालों

के स्तरों में सुधार कर लेने की दिशा में भी तत्काल अतिरिक्त प्रयास करने होंगे। इन देशों में प्रशिक्षित डॉक्टरों की भी भारी कमी है। नर्सों की भारी कमी है। अस्पतालों की भारी कमी है। इलाज के लिए जरूरी उपकरणों की कमी है। दवाओं की कमी तो नहीं है, लेकिन दवाएँ महँगी इतनी हैं कि आम आबादी की पहुँच से बाहर हैं। क्या यह सच नहीं है कि नवउदारीकरण की आँधी ने तो हर अन्य सेक्टरों की तरह हेल्थ सेक्टर की भी कमर तोड़कर रख दी है। भारत, पाकिस्तान, बांग्लादेश, श्रीलंका, नेपाल, भूटान और मालदीव में कॉरपोरेट और प्राइवेट अस्पताल हैं, लेकिन इनमें इलाज इतना महँगा है कि गरीब तो क्या आम मिडिल क्लास आदमी भी इलाज से पहले कई बार सोचता है।

फिलहाल तो कोरोना वायरस से लोग घबराए हुए हैं। हलकी खाँसी और छींक आने पर भी लोग परेशान नजर आने लगते हैं कि कहीं उन्हें कोरोना वायरस ने तो नहीं घेर लिया। दिक्कत यही है कि नोवल कोरोना वायरस के लिए अभी तक कोई दवाई ही नहीं बनी है। ऐसे में इसका कोई इलाज भी नहीं मिला है, हालाँकि भारत इस वायरस को रोकने में आबादी के अनुपात में काफी हद तक सफल हुआ है, इसलिए भारत में यूरोप, चीन, इटली, ईरान, स्पेन और अमरीका की तुलना में कोरोना पीड़ितों के केस बहुत कम हैं। अत: इससे घबराने की जरूरत नहीं है। कई लोग तो ऐसे हैं, जिन्हें कोरोना वायरस इंफेक्शन या हलका इंफेक्शन होता है, जो आम दवाई लेने से और घर में बंद हो जाने से ठीक हो जाते हैं। इसके साथ यह भी समझने की जरूरत है कि यह इतनी खतरनाक बीमारी नहीं है, पर सतर्क रहने की जरूरत है। अगर हम भारत की बात करें तो यहाँ कोरोना वायरस के केस बढ़ रहे हैं, पर आहिस्ता-आहिस्ता। लगभग सारे केस विदेश से आए हुए लापरवाह लोगों के कारण ही हुए हैं। इस बीच जिन्होंने भारत आते ही अपनी जाँच नहीं कराई कोरोना स्पेडर बन जाते हैं। सार्क देशों के चिकित्सा क्षेत्र के विशेषज्ञों को यह भी विचार करना होगा कि क्यों कोरोना वायरस को खत्म करने में दिक्कत हो रही है? कैसे इस तरह की महामारियों को रोका जा सकता है? खैर, कोरोना को मात देने के बाद दक्षिण एशिया के देशों को मिलकर गरीबी, निरक्षरता रूढ़िवादी विचारधारा और अपने अन्य मसलों को हल करना होगा। सार्क देशों को आतंकवाद से भी मिलकर लड़ना होगा। ये तो अब तक अपने देश में आतंकवाद को कुचलने के सवाल पर भी एक साथ नहीं खड़े हुए हैं। आतंकवाद के खिलाफ लड़ाई तथा इसे कुचलने के सवाल पर सार्क बैठकों में रस्मी तौर पर प्रस्ताव तो पारित होते रहे हैं, पर काररवाई लगभग शून्य। इसमें कमोबेश यही कहा जाता है कि सभी दक्षेस (सार्क) देश